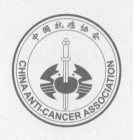

胰腺肿瘤的"蛛丝马迹"

主编　王　伟

主审　殷　浩　沈柏用　万　荣
　　　杨爱明　潘阳林　陈　颢

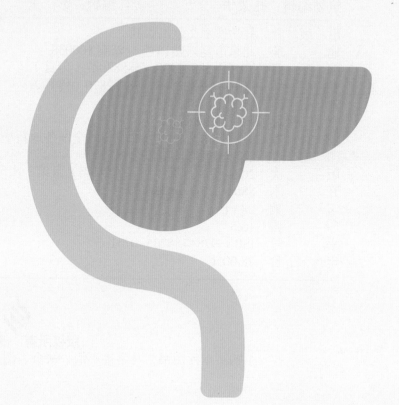

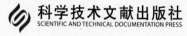

科学技术文献出版社
SCIENTIFIC AND TECHNICAL DOCUMENTATION PRESS

·北京·

图书在版编目（CIP）数据

胰腺肿瘤的"蛛丝马迹" / 王伟主编. —北京：科学技术文献出版社，2024.8
ISBN 978-7-5235-0751-3

Ⅰ. ①胰… Ⅱ. ①王… Ⅲ. ①胰腺肿瘤—普及读物 Ⅳ. ① R735.9-49

中国国家版本馆 CIP 数据核字（2023）第 174434 号

胰腺肿瘤的"蛛丝马迹"

策划编辑：孔荣华　　　　责任编辑：彭 玉　　　　责任校对：张吲哚　　　　责任出版：张志平

出　版　者	科学技术文献出版社
地　　　址	北京市复兴路15号　邮编 100038
编　务　部	（010）58882938，58882087（传真）
发　行　部	（010）58882868，58882870（传真）
邮　购　部	（010）58882873
官 方 网 址	www.stdp.com.cn
发　行　者	科学技术文献出版社发行　全国各地新华书店经销
印　刷　者	北京地大彩印有限公司
版　　　次	2024 年 8 月第 1 版　2024 年 8 月第 1 次印刷
开　　　本	880×1230　1/16
字　　　数	283千
印　　　张	15.5
书　　　号	ISBN 978-7-5235-0751-3
定　　　价	78.00元

编 委 会

张　磊　上海长征医院器官移植科

张之涵　上海交通大学医学院附属瑞金医院病理科

张劲博　上海交通大学医学院附属第一人民医院麻醉科

陆启峰　安徽省阜阳市人民医院消化内科

陈　华　哈尔滨医科大学附属第一医院胰胆外科

陈　钱　重庆市人民医院（重庆市医学科学院）肝胆胰腺外科

陈　颖　复旦大学附属肿瘤医院中西医结合科

陈小丽　浙江大学医学院附属邵逸夫医院消化内科

陈圣开　重庆市人民医院（重庆市医学科学院）肝胆胰腺外科

陈洪潭　浙江大学医学院附属第一医院消化内科

陈联誉　复旦大学附属肿瘤医院徐汇院区中西医结合科

陈聪颖　上海交通大学医学院附属第一人民医院消化内科

林　军　上海交通大学医学院附属第一人民医院病理科

易　楠　广西壮族自治区人民医院消化内科

金佳斌　上海交通大学医学院附属瑞金医院胰腺中心

周传力　四川大学华西医院胰腺外科

周梦云　上海中医药大学附属龙华医院病理科

赵比逊　上海交通大学医学院附属第一人民医院胰腺外科

赵江海　河南大学淮河医院消化科

赵良超　上海长征医院器官移植科

赵鹏程　四川大学华西医院胰腺外科

胡珊珊　四川省医学科学院·四川省人民医院消化内科

胡倍源　上海交通大学医学院附属第一人民医院胰腺外科

胡祥鹏　安徽医科大学第二附属医院消化内科

胡维书　重庆市人民医院（重庆市医学科学院）肝胆胰腺外科

胥　明　上海市虹口区江湾医院消化内科

聂旭彪　陆军军医大学第二附属医院（新桥医院）消化科

倪之嘉　上海长征医院器官移植科

徐洪雨　哈尔滨医科大学附属第一医院消化科

殷　浩　上海长征医院器官移植科

黄争荣　福建省肿瘤医院中西医结合科

梅之凌　福建中医药大学中医学院

龚婷婷　上海交通大学医学院附属瑞金医院消化内科

崔国良　南京中医药大学中西医结合学院

董骏峰　上海长征医院器官移植科

蒋巍亮　上海交通大学医学院附属第一人民医院消化内科

谢　彬　重庆市人民医院（重庆市医学科学院）肝胆胰腺外科

蔡　磊　重庆市人民医院（重庆市医学科学院）肝胆胰腺外科

蔡振寨　温州医科大学附属第二医院消化内科

谭庆华　四川大学华西医院消化内科

谭明达　重庆市人民医院（重庆市医学科学院）肝胆胰腺外科

熊俊杰　四川大学华西医院胰腺外科

黎经何　重庆市人民医院（重庆市医学科学院）肝胆胰腺外科

潘　达　上海大学附属第二医院（温州市中心医院）消化科

潘　杰　上海大学附属第二医院（温州市中心医院）消化科

潘阳林　空军军医大学第一附属医院（西京医院）消化科

主编简介

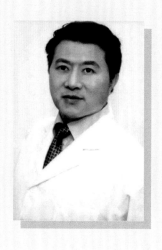

王 伟

男，毕业于第二军医大学（现中国人民解放军海军军医大学），临床医学博士学位（内科学、消化系病），博士后学历，副主任医师。2022年7月自上海交通大学医学院附属瑞金医院胰腺疾病中心转入上海交通大学医学院附属第一人民医院消化内科。研究方向为慢性胰腺炎临床诊疗，胰腺疾病的早期诊断、鉴别与机制；擅长超声内镜与胰胆疾病的临床诊断与鉴别。发表论文50篇（第一作者论文33篇，SCI收录论文16篇），参与修订胰腺疾病相关指南2部，主持及参与各类基金研究项目6项，主编及联合主编专著9部。

现为国家自然科学基金通信评审专家，中国医师协会胰腺病专业委员会慢性胰腺炎学组委员，中国抗癌协会中西整合胰腺癌专业委员会第一届委员会常务委员、胰腺癌专业委员会第一届青年委员会委员，上海市抗癌协会肿瘤营养支持与治疗专业委员会第一届委员会委员，世界内镜医师协会消化内镜联盟理事、内镜临床诊疗质量评估专家委员会委员，中关村胰腺疾病诊疗技术创新联盟理事，*American Journal of Gastroenterology* 等学术杂志 Editorial Board。

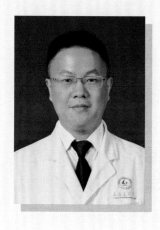

殷 浩

上海长征医院副院长、器官移植暨肝脏外科主任，全军器官移植研究所所长，博士研究生导师。国家级重点学科 / 国家临床重点专科 / 全军临床重点专科学科带头人，同时担任亚洲胰腺暨胰岛移植协会 (APITA) 主席、亚洲糖尿病协会胰岛专委会 (AIBIS) 理事、美国移植外科医师学会 (ASTS) 会员、中华医学会器官移植学分会胰腺小肠胰岛移植学组副组长等。长期从事器官移植及肝胆胰腺外科，带领团队建立了我国最主要的胰岛移植中心，开展移植例数及疗效均位居亚洲第一。率先开展世界首例自体再生胰岛移植、亚洲首例机器人辅助全胰切除联合自体胰岛移植等先进术式。主笔制定胰岛移植领域的"国家卫生健康委管理规范、上海市质控标准、临床指南"。在 *Cell Discovery*、*Cell Reports*、*American J of Transplantation* 等发表 SCI 收录论文 30 余篇，累计影响因子逾 150。以第一负责人承担科研项目 22 项，其中包括国家重点专科军队建设项目 A 类 1 项、全军临床重点专科 1 项、国家自然科学基金项目 4 项、省部级课题 10 余项等。先后荣获上海领军人才、银蛇奖、曙光学者等荣誉 10 余项，并荣获 2022 年"海聚英才"全球创新创业大赛一等奖。

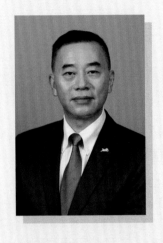

沈柏用

　　MD，PhD，FACS，主任医师，博士研究生导师。上海市科技精英，上海领军人才，上海市优秀学术带头人。现任上海交通大学医学院附属瑞金医院副院长，上海消化外科研究所副所长，上海交通大学医学院胰腺疾病研究所所长，世界临床机器人外科协会（CRSA）主席，国务院医学专业学位研究生教育指导委员会委员，中国医师协会住院医师规范化培训外科专业委员会委员，中华医学会外科学分会外科手术学组委员，中国研究型医院学会普外科专业委员会、机器人与腹腔镜外科专业委员会、糖尿病与肥胖外科专业委员会、微创外科学专业委员会副主委，中国抗癌协会肿瘤微创治疗委员会、胰腺癌微创与综合治疗分会副主委，中国医疗器械行业协会模拟医学教育分会理事长，上海市医学会普外科专科分会候任主委，上海市医师协会普外科医师分会副会长。

　　获国家科技进步奖二等奖，教育部科技进步奖一、二等奖，华夏医学科技奖一等奖，上海医学发展杰出贡献奖，上海市医学科技奖一等奖，上海市科技进步奖一等奖。任《外科理论与实践》杂志执行副主编，《国际外科学杂志》副主编，*World Journal of Surgery* 等 10 余本杂志编委。

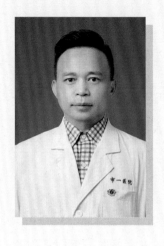

万 荣

主任医师，教授，上海交通大学医学院附属第一人民医院大内科主任、内科教研室主任、住院医师规范化培训内科基地主任，消化科（北部）执行主任，消化内镜中心主任。中华医学会消化病学分会委员、消化内镜分会消化道癌筛查协作组委员，中国医师协会内镜医师分会内镜质控专委会副秘书长、消化内镜医师培训基地主任，世界内镜医师协会消化联盟常务理事。入选上海市优秀学科带头人、上海市卫生系统优秀学科带头人培养计划等。长期从事消化系疾病的基础与临床研究，尤其是人体生物钟与外分泌胰腺生理和病理的关联；擅长各种消化系统疑难杂症的诊治及消化内镜下诊断与治疗技术，包括 ERCP、ESD、EUS、EVL、EVS、ERAT、STER、POEM、NOTES 等。2017 年完成亚洲首例 MUSE 内镜下胃底折叠术。

主持、参与和完成国家 863 计划子课题、国家自然科学基金面上项目（2 项）、国家临床重点专科建设项目、上海市科学技术委员会重点项目、上海市自然科学基金项目等。发表医学专业论文 30 余篇，影响因子逾 100。参编教材及学术著作 6 部。

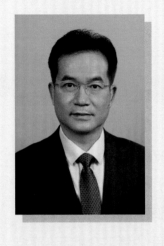

杨爱明

　　北京协和医院消化内科主任、消化内镜诊疗培训中心主任，教授，主任医师，博士研究生导师，国家卫生健康委突出贡献中青年专家，第十二、第十三、第十四届中国人民政治协商会议全国委员会委员。任中华医学会消化内镜学分会副主任委员、超声内镜学组组长，《中华消化内镜杂志》副主编。

　　擅长各种消化系疾病诊治，尤其是早期胃癌、胆石症、胰腺癌、慢性胰腺炎、胆管癌等，对ESD、ERCP、超声内镜及内镜下微创治疗有一定造诣。发表论文200余篇，参编专著30余部。获国家及北京市各类基金资助多项。2010、2015、2016年获中央保健先进个人称号。2018年被授予"国之名医"荣誉称号。

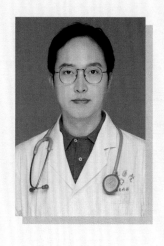

潘阳林

空军军医大学第一附属医院教授，主任医师，博士研究生导师，青年长江学者，中国青年科技奖获得者，全国百篇优秀博士论文奖获得者，国家科技进步奖一等奖及创新团队奖的重要完成人。现任中华医学会消化内镜学分会委员、影像学协作组副组长。主要研究领域为胆胰疾病的内镜微创诊疗、消化道早癌筛查新技术及胰腺炎新机制等，相关成果被写入中国及欧美国家内镜诊治共识或指南。主持"十四五"国家重点研发项目、国家自然科学基金项目5项。以通讯／共同通讯作者在 *Lancet*、*Gut*、*Am J Gastro* 等发表 SCI 收录论文 30 篇。先后担任《中华消化内镜杂志》《中华医学杂志英文版》《超声内镜》通讯编委或青年编委。主编《肿瘤研究前沿》和《整合消化病学——整合胆胰病学 》，主译《ERCP 内镜逆行胰胆管造影（D3 版）》等。

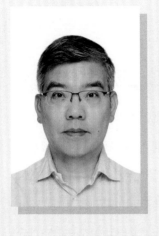

陈　颢

医学博士，博士研究生导师，主任医师，教授，美国 MD.Anderson 癌症中心访问学者，复旦大学附属肿瘤医院中西医结合科 / 微创治疗中心副主任。任中国抗癌协会中西整合胰腺癌专业委员会主任委员、肝癌专业委员会副主任委员、肿瘤超声治疗专业委员会第一届委员会副主任委员，中国医师协会中西医结合肿瘤专家委员会主任委员，上海市抗癌协会传统医学专业委员会主任委员及肿瘤微创治疗专业委员会副主任委员、候任主任委员。从事胰腺、肝胆肿瘤的临床和基础研究 20 余年，擅长胰腺、肝胆肿瘤的中西结合微创治疗。目前担任国家中医药管理局"十二五"胰腺癌重点专科建设项目共同组长，上海市胰腺癌临床优势专科建设项目副组长。作为项目负责人承担国家科学技术重大专项（胰腺癌和肝癌各 1 项），主持国家级和省部级重大科研项目（20 余项）。发表论文 100 余篇，其中 SCI 收录论文 50 余篇。主编著作 5 部。

研究方向为胰腺癌的中西医结合基础和临床研究。先后获得 2012、2022 年教育部颁发的高等学校科技进步奖二等奖，2012、2020 年中国中西医结合学会科学技术进步奖一等奖，2011、2016 年上海市科技进步奖一等奖。

前 言

作为一组发病率相对较低却对人体健康危害极大的疾病，胰腺肿瘤正逐渐走入我们视野。然而令人无奈的是，多数（约80%）患者来诊或确诊时，已达中晚期或失去最佳治疗时机。

造成这种痛心境况的主要原因在于发现或确诊的时机太晚。胰腺位于腹腔深处，起病隐匿，且其临床表现隐蔽难辨，堪称伪装界的"王者""天花板"：它或仅经体检无意被发现，或又以"慢性胃炎""消化不良""慢性胃肠炎""急性胰腺炎""糖尿病""腰肌劳损""腰椎骨质疏松"等"伪装者"的模样悄然登场。同时，更加令人麻痹的是，其早期的化验检查多正常，早期影像学表现甚至能成功骗过临床医师的双眼……

早诊早治，无疑是攻克胰腺肿瘤的利器。如何分辨出胰腺肿瘤的"蛛丝马迹"、如何抓住这些"蛛丝马迹"，是临床实践的一个重要课题。随着临床医师对该类疾病的日益重视及检验技术、放射学技术的日益发展、超声内镜技术的广泛普及，胰腺肿瘤的检出率日渐增高，但仍有诸多不尽如人意之处，众多居民、患者或许多非专业甚至部分专业人士对胰腺肿瘤基本知识比较缺乏，对CT、磁共振成像及超声内镜等基本检查手段仍有许多需要学习、交流及提高之处。

有感于此，在中国抗癌协会中西整合胰腺癌专业委员会的组织下，我们有幸邀约到国内有代表性的大型医疗中心的81位前辈、知名专家学者、临床一线中青年才俊，历经反复酝酿、修改、整理，以胰腺癌为主线，兼顾其他常见胰腺肿瘤，就其首发有哪些"蛛丝马迹"、如何抓住这些"蛛丝马迹"这两个方面，针对居民及临床实践中常见的"知识盲点""常识盲区"及"欠规范、欠严谨"之处，进行了系统的分析和讲解。

全书以85个临床"关键点"为骨干，103个"临床病例"为枝叶，分为"引言""胰腺肿瘤，来的静悄悄""首发症状""实验室检查""传统影像学检查"、"超声内镜检查""细胞学与病理学诊断""早筛早诊理念的落地""护胰行动"等九个章节，从首发表现、化验检查、CT及磁共振表现、超声内镜检查等诸多角度，进行了全面系统的总结，并就临床实践的难点、易忽略之处以及居民或患者的知识盲点（如超声内镜是什么）等进行了一一叙述和解读，以助力胰腺肿瘤的早筛早诊早治，进一步造福患者。

全书既注重科普性和临床实用性，同时又注重学术性及严谨性，文字精炼、流畅、通俗易懂，如讲故事般娓娓道来，可作为社区居民了解胰腺肿瘤性疾病的科普窗口，同时也可作为临床一线医师的临床参考用书。其中，科普点均为主编构思、主笔或联合主笔撰写，并与相关专业编委讨论后定稿；相关病例除署名外，均由上海交通大学医学院附属瑞金医院专家团队提供；撰写及点评由主编完成；图片创意均由主编完成，除个别模式图由主编绘制外，所有精美插图均由姜琳琳女士（510763272@qq.com）根据创意绘制。

全书适用于非专业人士及社区居民科普之用，同时亦适合消化科、胃肠及肝胆胰外科、骨科、神经内科、内分泌科等相关专业医师阅读、学习或了解相关学科知识使用。

需要说明的是，"大"胰腺肿瘤观念、"晚期"胰腺癌思维，在许多地方、很多临床实践中根深蒂固，胰腺肿瘤的早筛早诊，有时难于古之蜀道。为此，无论是专业的体检还是高危人群的筛查，都需要包括患者及其家属在内的广大居民的理解及支持。同时，胰腺肿瘤的内容非常深厚，其临床表现更是纷繁复杂，书中所涉及的症状及表现仅是常见表现，加之个体差异、各地饮食习惯、环境及医疗环境等诸多因素差异颇大，书中诸多观点仅供参考、所涉及的病例及诊疗也仅就该病例的当时的具体情况而言，切勿按图索骥、生搬硬套。

鉴于能力水平有限，书中粗疏、不妥之处在所难免，恳请广大读者不吝批评指正。

《胰腺肿瘤的"蛛丝马迹"》编委会
2024 年 2 月 20 日于上海

目录

胰腺肿瘤的首发表现，
堪称伪装界"王者"中的"天花板"

- 有没有一些"蛛丝马迹"
- 如何识别这些"蛛丝马迹"

今天，我们慢慢道来……

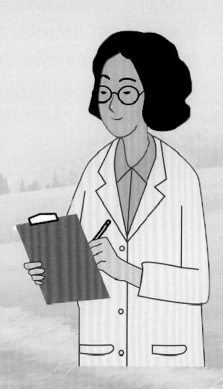

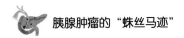

关键点1 胰腺肿瘤不等于胰腺癌

胰腺肿瘤，一般包括胰腺癌和非胰腺癌两大类。

● 胰腺癌：胰腺导管腺癌、胰腺腺泡细胞癌等。

● 非胰腺癌

  ➤ 其他恶性肿瘤，如预后较好的胰腺实性假乳头状瘤、胰腺神经内分泌瘤及预后较差的胰腺神经内分泌癌等。

  ➤ 癌前病变，如胰腺导管内乳头状黏液性肿瘤、胰腺黏液性囊性肿瘤。

  ➤ 胰腺良性肿瘤，如胰腺浆液性囊性肿瘤。

● 还有胰腺非肿瘤性病变或是炎性肿块，如胰腺假性囊肿、肿块性胰腺炎、沟槽状（Groove）胰腺炎性肿块。

本书，以胰腺癌为主线，兼顾胰腺其他疾病，慢慢展开……

关键点2 | 为什么我们见到的胰腺癌大多数已经是中晚期了

这是我们经常遇见的问题，原因非常复杂：

➤ 胰腺位于腹腔最深处

➤ 胰腺肿瘤起病隐匿，且具有极强的伪装术

➤ 居民缺乏警惕性及保护胰腺的意识

➤ 社会舆情对胰腺肿瘤筛查的理解程度较弱

➤ 体检的常规性与专业性各家中心水平不一

➤ 医师在早期胰腺肿瘤筛查和诊断方面的修为不同

➤ 医疗机构的临床特长或研究方向有所不同，如有的擅长晚期肿瘤的诊疗，而有的擅长早期肿瘤的筛查与诊断

➤ 科普及早筛早诊中，面临着各种尴尬困局

……

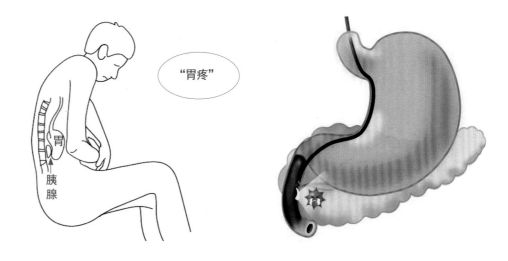

"胃疼"

点 评

　　胰腺肿瘤虽多数后果严重，然其起病隐匿、发病率低，且善于伪装，导致多数居民对此警惕性不足；社会舆情虽对胰腺癌偶有关注，但整体而言，重视程度依然不高。由此导致临床实践中，针对胰腺肿瘤的筛查与诊断存在警惕性不足、理解与支持氛围缺乏等问题。

早筛早诊早治的尴尬困局之一：内科医师等常"被"缺席

胰腺肿瘤的两大科室即风险人群就诊最多的科室（内科）与接触胰腺肿瘤最多科室（外科）之间，在很多地方出现了错位。

● 查出或想到胰腺肿瘤，多数患者往往是找胰腺外科或胆胰外科医师……

● 胰腺肿瘤的科普，也往往是帅帅的胰腺外科医师们在做……

● 而现实中：➤ 胰腺肿瘤风险人群：就诊首选科室往往是消化内科；

➤ 胰腺肿瘤首次被发现：也往往是在消化内科，还有是内分泌科、神经内科、中医科、骨科……

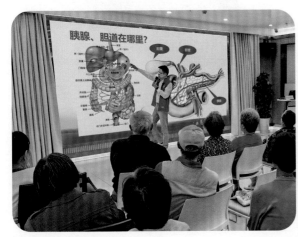

※ 科普讲者：金佳斌

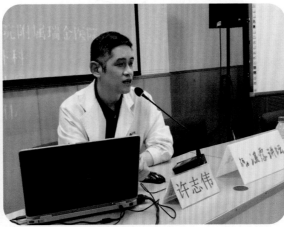

※ 科普讲者：许志伟

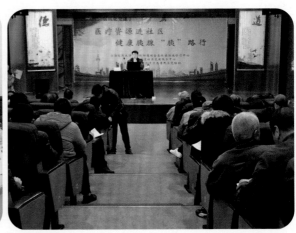

※ 科普讲者：王 伟

早筛早诊早治的尴尬困局之二：胰腺肿瘤没有早期症状

- 临床实践中，有些居民特喜欢问询"早期症状"：如腹痛、黄疸、体重减轻（突然消瘦）、健康人群突发糖尿病或糖尿病患者的血糖突然不稳定、餐后腹胀或腹痛不适、食欲缺乏或食欲降低、不明原因的腹泻或脂肪泻、突发胰腺炎或反复胰腺炎发作、不明原因的下肢浮肿、不明原因的左锁骨或腹膜后淋巴结肿大。

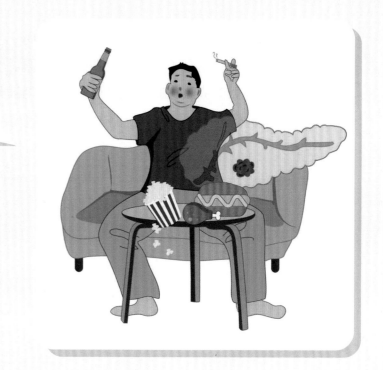

- 上述症状确实是胰腺肿瘤尤其是胰腺癌的症状，但不是"早期症状"，却是"首发症状"：**胰腺癌没有早期症状／胰腺癌早期的唯一症状是没有症状，没有典型症状。**

- "早期症状"这一概念在带来非常积极意义的同时，副作用也非常明显：约 1/3 的无"首发症状"（或无明显不适）的早期甚至中晚期胰腺肿瘤人群被忽视（待发现或体检出来时，往往已经是中晚期）（详见本书第二章）……

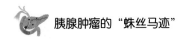

早筛早诊早治的尴尬困局之三：胰腺肿瘤的肿瘤标志物

CA19-9 对早期胰腺肿瘤灵敏度低（小于 10%），且约 10% 的 Lewis 抗原阴性患者的 CA19-9 压根就不会升高。

部分胰腺癌患者的 CA19-9 正常而 CEA 等肿瘤学标志物异常，而临床上他们多止步于胃肠镜而未行进一步检查（详见本书第三章）。

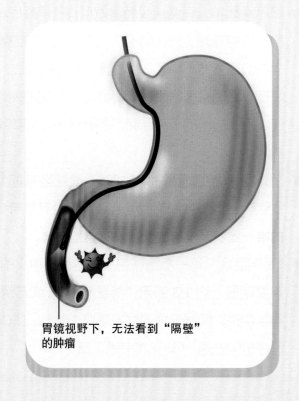

胃镜视野下，无法看到"隔壁"的肿瘤

早筛早诊早治的尴尬困局之四：影像学检查

（1）影像学检查

CT 平扫或腹部彩超：有些居民或医疗中心，只接受使用对早期肿瘤无法显示的 CT 平扫或腹部彩超筛查胰腺疾病，待发现病灶或可疑病灶时才建议进一步检查。然而，CT 平扫或腹部彩超对胰腺小肿瘤往往是"无能为力"的，待到它们能被看到时，往往有点迟了（详见本书"传统影像学检查"部分）。

试图用 CT 平扫或腹部彩超筛查胰腺疾病的做法，对中晚期胰腺肿瘤的筛查，有一定积极意义，但缺陷明显，即漏诊早期病灶的风险极高；而且，由于已经做过了 CT 检查（未见异常），再次建议进行 CT 增强扫描时，部分患者及家属有时非常难以理解或存有多少不一的抵触，增加了早筛早诊早治的工作难度。

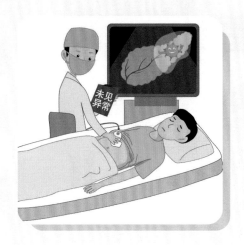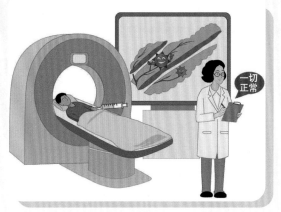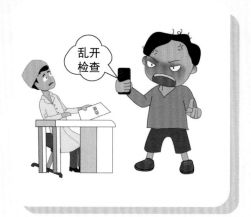

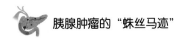

（2）影像学检查的选择：作为一线首选检查，影像学检查对胰腺肿瘤的早筛早诊具有非常重要的意义。同时，有些临床医师及居民有时对各项影像手段优劣势的认知和鉴别模糊。

- 在"看"胰腺方面，首选胰腺 CT 增强扫描或胰腺磁共振增强扫描，若无，则选择上腹部 CT 增强扫描或上腹部磁共振增强扫描，但其灵敏度有所降低。

- 胰腺 CT 增强扫描或胰腺磁共振增强扫描看得最清楚的是 2 厘米以上肿瘤，在有些医疗中心其对 1 厘米以上（个别情况下甚至 5 毫米左右）也有显示或间接征象提示，但对 5 毫米以下的病灶往往难以清晰显示（详见本书第四章）。

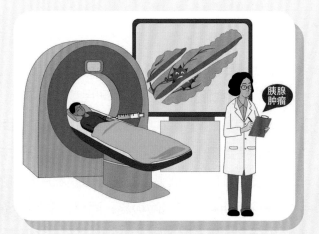

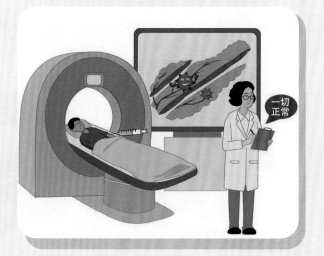

早筛早诊早治的尴尬困局之五：超声内镜

超声内镜检查术（EUS）：资深超声内镜医师可以清晰看见 5 毫米及以下（如 1 ~ 2 毫米）的胰腺肿瘤或细节改变，然而：

● 对于微小病灶的筛查，具有决定意义的超声内镜尚未走进许多医师的视野。

● 居民对超声内镜有误解（将超声内镜等同于胃镜）。

● 资深超声内镜医师的学习及成熟时间长，且胰腺肿瘤的鉴别诊断及小病灶诊断的参考资料较少（多数病例为 1 厘米或 2 厘米以上病灶）……

（详见本书第五章）

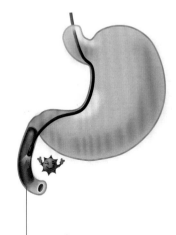

胃镜视野下，无法看到"隔壁"的肿瘤

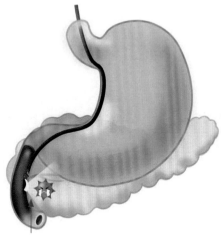

超声波下，肿瘤"无所遁形"

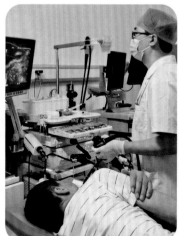

超声内镜操作：潘阳林

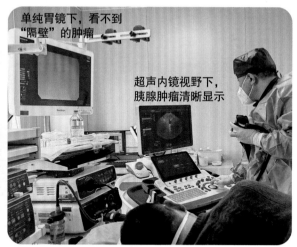

单纯胃镜下，看不到"隔壁"的肿瘤

超声内镜视野下，胰腺肿瘤清晰显示

超声内镜操作：王 伟

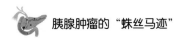

早筛早诊早治的尴尬困局之六：影像学检查所看到的胰腺癌肿块中，有多少癌细胞

需要明确的是，实际的癌症肿块并非完整球体，而常常是边缘不规则的类圆形；癌肿块组织中，除了癌细胞（占肿块组织的 10% ~ 20%）外，还有繁杂的细胞外基质、纤维组织、大小血管、各种炎性及免疫细胞等（占肿块组织的 80% ~ 90%）。

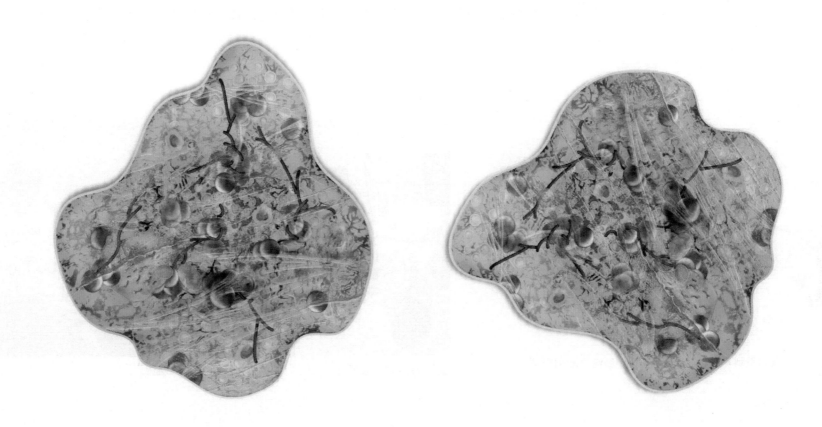

胰腺癌细胞的直径通常在 20 ～ 30 微米（微米是百万分之一米）的范围内，其中上皮来源的癌细胞往往比正常的上皮细胞稍大。
取直径 25 微米、假设所有细胞呈完美球形、在空间中完全紧密排列、胰腺癌细胞只占 10% 估算：

- 1 立方厘米的空间可以容纳大约 1.22 亿个细胞，约含上千万个胰腺癌细胞。
- 2 立方厘米的空间可以容纳大约近 10 亿个细胞（备注：是 1.22 亿乘以 8，不是乘以 2），约含上亿个胰腺癌细胞。
- 3 立方厘米的空间可以容纳大约近 33 亿个细胞（备注：是 1.22 亿乘以 27，不是乘以 3），约含 3 亿个胰腺癌细胞。
- 4 立方厘米的空间可以容纳大约近 78 亿个细胞（备注：是 1.22 亿乘以 64，不是乘以 4），约含 8 亿个胰腺癌细胞。
- 5 立方厘米的空间可以容纳大约近 153 亿个细胞（备注：是 1.22 亿乘以 125，不是乘以 5），约含 15 亿个胰腺癌细胞。
- 6 立方厘米的空间可以容纳大约近 264 亿个细胞（备注：是 1.22 亿乘以 216，不是乘以 6），约含 26 亿个胰腺癌细胞。

……

而

- 0.5 立方厘米的空间可以容纳大约近 1500 万个细胞（备注：是 1.22 亿除以 8，不是除以 2），约含上百万个胰腺癌细胞。

- 0.4 立方厘米的空间可以容纳大约近 780 万个细胞（备注：是 1.22 亿乘以 0.064），约含 80 万个胰腺癌细胞。

- 0.3 立方厘米的空间可以容纳大约近 330 万个细胞（备注：是 1.22 亿乘以 0.027），约含 30 万个胰腺癌细胞。

- 0.2 立方厘米的空间可以容纳大约近 100 万个细胞（备注：是 1.22 亿除以 125），约含 10 万个胰腺癌细胞。

- 0.1 立方厘米的空间可以容纳大约近 12 万个细胞（备注：是 1.22 亿除以 1000），约含上万个胰腺癌细胞。

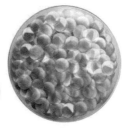
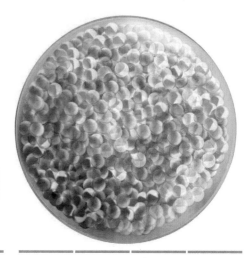

0.5 厘米   1.0 厘米   2.0 厘米

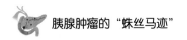

临床实践中：

● 以常见的 2 厘米至 4 厘米直径的肿块为例，其在增强的常规影像学中往往可以被清晰显示，再大者在平扫的影像学检查或腹部彩超中也可以被发现，非常符合大众常规认知；此时，肿块中胰腺癌细胞已然是上亿、数亿甚至数以十亿个了。

● 若再早一些，当肿块直径仅在 1 厘米左右时，其在增强的常规影像学中有时可被显示或提供一些线索，若未专业读片或无超声内镜协助，常常容易使胰腺肿块脱离监控；此时，肿块中至少约上千万个胰腺癌细胞。

● 而若再早一些，肿块直径仅 0.5 厘米甚至 0.2 厘米左右时，即使是增强的常规影像学检查，也往往"有心无力"（参见本书第四章、第五章等）。此时，专业严谨的线阵超声内镜检查非常必要，甚至需要短期随访复查才能检出肿块。该阶段时，被忽视或被蒙蔽的风险极高；而此时，肿块中也至少约十万至上百万个胰腺癌细胞了……

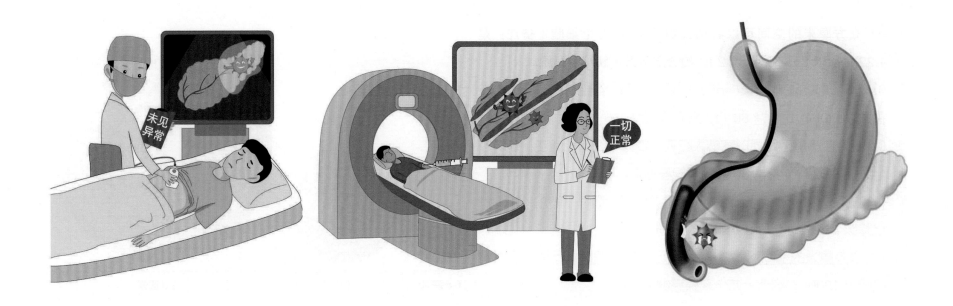

早筛早诊早治的尴尬困局之七：放不下"没有癌就不手术""等到癌变再治疗"的执念

胰腺肿瘤起病隐匿，后续微微弱弱或令人迷惑的首发症状或者轻微或并不典型的影像学改变，常常导致：

● 部分风险人群对胰腺肿瘤的筛查、检查，存在着或多或少的不理解或抵触等。

● 部分患者在检出胰腺肿瘤尤其是恶性肿瘤后，一时难以接受，尤其是"能吃能喝""没有任何不适"时。

● 胰腺手术均为大手术，创伤大，术后并发症发生风险高。

由此，致使部分患者对癌前病变行介入或手术治疗的决心有犹疑，更有少数患者要求必须拿到胰腺恶性肿瘤的病理或细胞学依据才能下决心手术（"没有癌就不手术""等到癌变再治疗"的执念）……

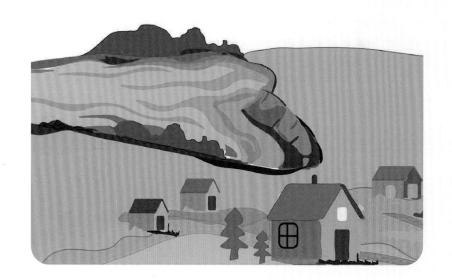

对于上述诸多现象非常可以理解，但是，却存在对胰腺肿瘤有意无意的麻痹、放纵风险，负面后果比较严重。

● **胰腺恶性肿瘤**，非常容易逃脱最佳治疗时机，毕竟术前穿刺的阳性率不是百分之百，术前影像学诊断准确率也不可能是百分之百，而其从被发现至失去手术指征，窗口期平均也就 3 个月至半年左右，一旦错过，就是永远失去最佳治疗时机。

● **胰腺肿瘤的癌前病变：**显然是拿不到恶性肿瘤证据的，且目前尚无法精准预测癌变时间，"等到发生癌变"这一严重后果出现后才决

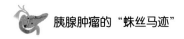

定行介入或手术治疗的执念，使患者痛失治疗的最佳时机。毕竟，切除癌前病变，除了生活质量有所被影响外，术后生存期与正常寿命几乎无差别；而一旦癌变，即使能够手术切除，术后 5 年生存期，也只有 20%～30%……（参见全书内容，包括关键点 14、69、70、71、73、74 及病例 87、88）

点评

"堤坝一旦冲毁，那就是一片汪洋"。提高胰腺癌的治疗疗效，早筛早诊早治疗非常重要。对于高危人群应该行科学筛查；对于胰腺肿瘤，包括胰腺癌前病变，应该积极考虑外科干预。同时，对于暂时手术指征较弱或拒绝手术的患者，需要积极认真地定期复查。

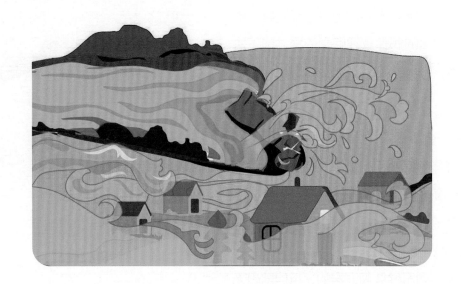

要想攻克一个疾病，首先要认识这个疾病……

（陈　颢）

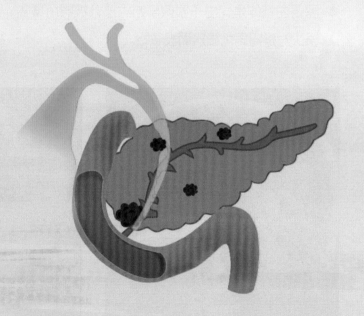

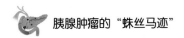

关键点 3 | 胰腺在哪里

- 胰腺位于腹腔内位置较深处（即腹膜后位），上端约在肚脐以上 10 厘米，下端约在肚脐以上 5 厘米（即第 1、第 2 腰椎平面）。胰腺呈长条形，可以分为头、颈、体、尾 4 部分。胰腺头、颈部主要位于腹部中线偏右，体、尾部主要位于腹部中线偏左。由于位置较深，一般体检触诊通常无法触及。

- 胰腺前方被胃、横结肠和大网膜等覆盖，后方有下腔静脉、胆总管、肝门静脉和腹主动脉等重要结构，右端被十二指肠环绕，左端与脾脏相邻。

- 需要注意的是，由于胰腺前方大部分被胃所覆盖，后方邻近腰椎，当胰腺疾病发作时，往往会被误认为是胃病或腰病而被忽略。

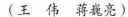

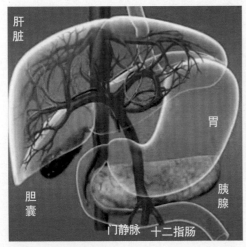

制图：殷浩医师团队

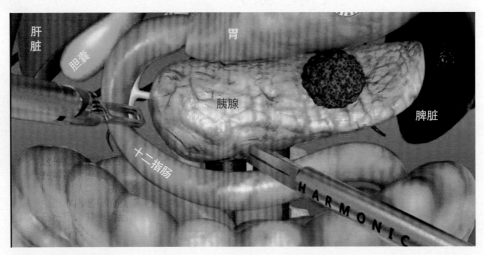

制图：殷浩医师团队

（王 伟 蒋巍亮）

关键点 4 ｜ 胰腺的作用

胰腺虽小，但作用巨大，堪称"食物粉碎机"：

- 内分泌部的胰岛细胞团分泌胰高血糖素和胰岛素：胰高血糖素可升高血糖，胰岛素则是人体内唯一具有降低血糖功能的激素，它们共同参与体内血糖调节。当胰岛功能发生障碍时，人体调节血糖的能力受到大小不等的损害，从而导致一系列健康问题。

- 外分泌部的腺泡细胞和泡心细胞的分泌物共同组成胰液（pH7.8 ～ 8.4），碱性胰液中包含丰富的电解质和多种消化酶（包括碳酸氢钠、胰蛋白酶原脂肪酶、淀粉酶等）。成人每天分泌 1500 ～ 3000 毫升胰液，其经管排泄至十二指肠，从而中和十二指肠中的胃酸并参与消化食物中的各种营养成分。

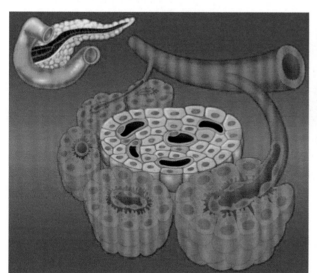

制图：殷浩医师团队

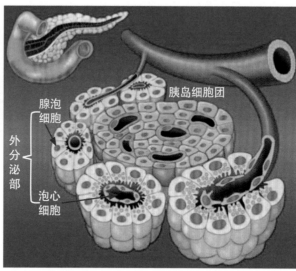

制图：殷浩医师团队

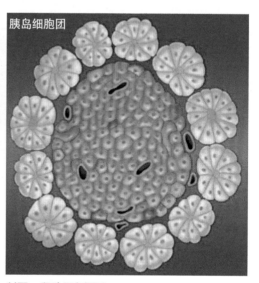

制图：殷浩医师团队

（王　伟　蒋巍亮）

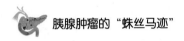

关键点 5 │ 中国癌症发生数确实非常高

近年来，我们经常听说某名人患癌了，某同事有癌了……

● 癌症真的离我们很近吗？是的！

● 根据世界卫生组织国际癌症研究机构（IARC）发布的 2020 年全球最新癌症负担数据资料显示，2020 年全球新发癌症病例 1929 万例，其中中国新发癌症病例 457 万例，位居全球第一（表 1）。

表 1　2020 年全球新发癌症数（前 10）

	国家	新发癌症病例数（万）		国家	新发癌症病例数（万）
1	中国	457	6	巴西	59
2	美国	228	7	俄罗斯	59
3	印度	132	8	法国	47
4	日本	103	9	英国	46
5	德国	63	10	意大利	42

（王　剑）

关键点6 | 所有癌症中，唯有胰腺癌死亡率最高

"癌中之王"

● 世界卫生组织国际癌症研究机构的资料显示，胰腺癌在10大癌症中，新发例数倒数，但死亡率最高（97.6%）（表2），近乎诊断1例，死亡1例。

● 胰腺癌的死亡时间非常快，有报道从确诊到死亡只有一两个月，若无手术治疗的话，平均生存期只有4～6个月。

● 来自国内外的资料显示，胰腺癌5年生存率为5%～10%。

因此，胰腺癌还有一个令人的痛心别名："癌中之王"。

表2 中国癌症新发病例数前10的癌症（2020）

	新发（万）	死亡（万）	死亡率（%）
肺癌	81.6	71.5	87.6
结直肠癌	55.5	28.6	51.5
胃癌	47.9	37.4	78.1
乳腺癌	41.6	11.7	28.1
肝癌	41	39.1	95.4
食管癌	32.4	30.1	92.9
甲状腺癌	22.1	—	—
胰腺癌	12.5	12.2	97.6
前列腺癌	11.5	—	—
宫颈癌	11	5.9	53.6

（王　剑）

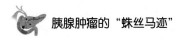

关键点 7 | 防癌、诊癌的重点科室

世界卫生组织国际癌症研究机构的资料显示，在中国位居前 10 的 357.1 万位癌症患者中，消化系统新发癌症（结直肠癌、胃癌、肝癌、食管癌、胰腺癌）为 189.3 万，占前 10 位新发癌症例数的 53.0%，远远高于肺癌的占比（81.6 万 /357.1 万，22.9%）（表 3）。

● 消化科、胃肠及肝胆胰外科位于防癌、诊癌的第一线。

● 二线科室包括骨科及心脏科（"腰背部痛、骨质疏松"）、神经内科（"癫痫"）、内分泌科（"糖尿病、低血糖、血糖异常"等）（详见本书后续）。

表 3 中国癌症新发病例数前 10 的癌症所在系统（2020）

	新发（万）	合计（万）	百分比（%）	
结直肠癌	55.5	—	—	
胃癌	47.9	—	—	
肝癌	41	—	—	消化系统
食管癌	32.4	—	—	
胰腺癌	12.5	189.3	53.0	
肺癌	81.6	81.6	22.9	呼吸系统
乳腺癌	41.6	—	—	
前列腺癌	11.5	—	—	生殖系统
宫颈癌	11	64.1	18.0	
甲状腺癌	22.1	22.1	6.2	内分泌系统
合计	357.1	357.1		

（王 剑）

关键点 8 ｜ 早诊早治是攻克胰腺癌的最关键节点

- 手术是治愈胰腺癌的最大希望。

- 肿瘤越大，预后越差。其中，胰腺原位癌、小胰腺癌（<1 厘米）的手术后 5 年生存期在 85% 以上；1 ～ 2 厘米的胰腺癌，手术后 5 年生存期也可达 40%；2 厘米以上、有手术指征者的 5 年生存期也可达 20%，为失去手术指征者的 2 ～ 3 倍。

- 非常遗憾的是，临床常见的胰腺癌，往往已经大于 2 厘米了。

- 更为让人揪心的是，即使是可切除的胰腺肿块，也有大约 90% 的病例有远处转移，只是有些转移灶行术前影像也难以发现。

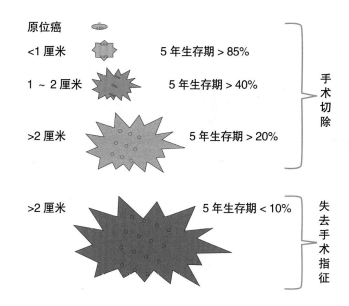

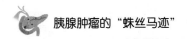

关键点 9 | 胰腺癌早期发现的病例少，确诊时多已为中晚期

- 现实非常令人揪心：胰腺癌早期发现的病例非常少，具有手术指征的病例仅占总例数的 20% ~ 25%。

- 中国每年新发的 12.5 万胰腺癌患者中，有约 10 万患者已失去手术指征。

- 来自中国胰腺疾病大数据中心（CPDC）的数据显示，"晚诊晚治疗效差"为胰腺癌的基本诊疗现状。

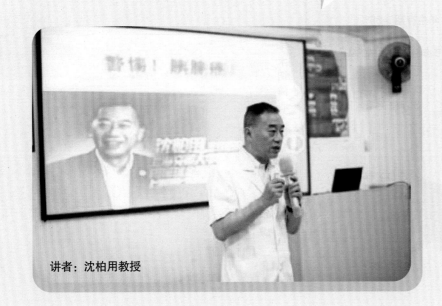

讲者：沈柏用教授

关键点 10 ｜ 早期胰腺癌的启动，悄无声息

研究显示，胰腺癌启动基因突变至形成我们可见的胰腺癌，时间约为 10 年，至形成转移，还需要大概 5 年的时间，即胰腺癌给了我们 10 ~ 15 年的时间去发现它、处理它、切除它。

● 烟酒、咖啡、暴饮暴食、高脂饮食、生活作息不规律、熬夜、频繁进食过度熏烤、油炸食物等，无疑是首要的启动和加剧因素。

● 遗传因素是容易被忽略的因素：虽然胰腺肿瘤不是遗传性疾病，但资料显示，大约 10% 的胰腺癌患者有遗传背景。

● 还有让人防不胜防的是，一些胰腺肿瘤的发生，病因不明……

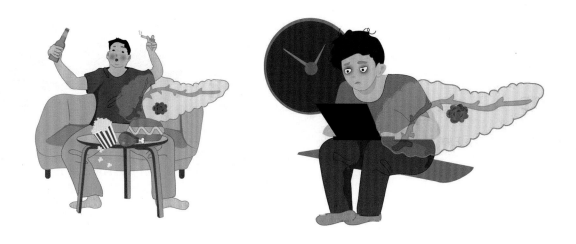

点评

　　咖啡与胰腺癌的相关性首见于 20 世纪 80 年代哈佛大学的研究人员在著名的《新英格兰医学杂志》上发表的研究报告。现今许多研究认为大量喝咖啡是胰腺癌的一个重要诱因。

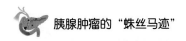

关键点 11 | 早期胰腺癌的形态改变：微微弱弱

- 胰腺癌在原位癌、小胰癌（1厘米以内）阶段，往往不会发生形态学改变，或者仅有轻度的胰管扩张，进而在传统的影像学检查（CT增强扫描、磁共振增强扫描）过程中，往往不会有任何异常。

- 只有到肿块较大时，才会有典型的影像学表现，如乏血供的肿块、肿块侵袭血管、胆总管扩张、胰管扩张、远处转移病灶等诸多表现。

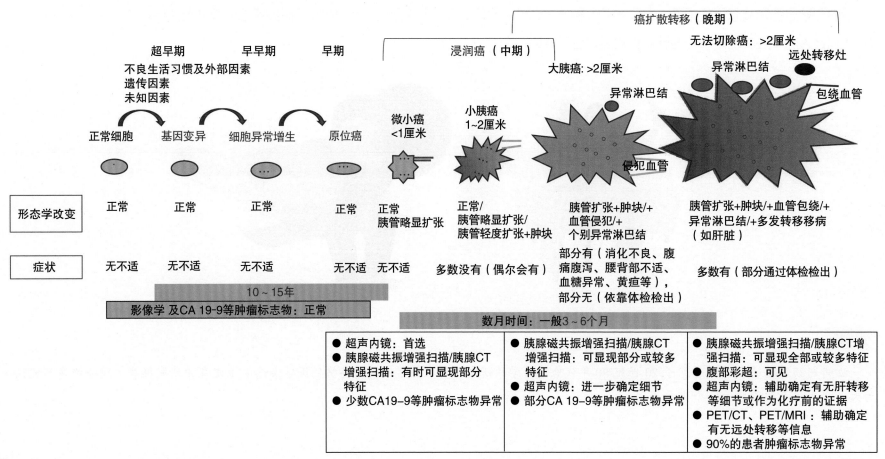

病例1　胰管扩张是非常重要的线索

男性，31岁。无烟酒嗜好，无糖尿病病史。

● 上腹部隐痛不适1个月，CT增强扫描及磁共振成像显示胰管扩张，未见肿块。CA 19-9等肿瘤标志物正常。

● 超声内镜在明显扩张的胰管中，发现有结节样增生，直径近5毫米，部分截面回声较高，后方无声影，未见实质肿块。

遂建议手术治疗。术后病理诊断为慢性胰腺炎伴低级别上皮内瘤变。其中该胰管内结节样增生为上皮乳头状增生伴形态轻度不典型（低级别胰管上皮内瘤变）。

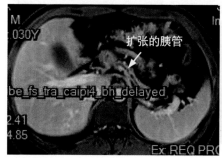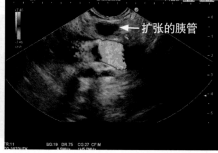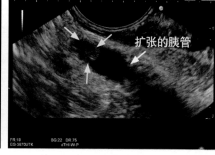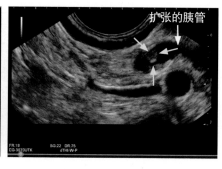

点评

　　胰管扩张的病因复杂，随访复查或手术治疗指征的确定，往往需要精细的超声内镜扫查以明确是否存在肿块及胰管内部细节结构。本病例在明确了常规影像学检查结果的基础上，又新发现了结节样隆起，确定了手术治疗方案，最终的病理诊断结果也证实了手术的及时性及必要性，即在胰腺癌前体阶段即予以切除。

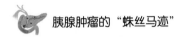

病例2　胰管继续扩张，胰腺癌已然悄悄扎根了

女性，77 岁。胰管扩张来诊。偶有腹胀，多于餐后为著。既往有糖尿病病史 30 年。

- 2022 年 10 月 11 日体检彩超示主胰管轻度扩张，腹部 CT 示胰头局部略饱满。1 周后复查胰腺磁共振平扫 + 增强扫描示胰头略大、胰管轻度扩张（右图 a，黄色箭头），余肝胆胰腺、脾脏磁共振平扫及增强扫描未见明显异常。化验示血淀粉酶 463.0 U/L，血脂肪酶 1808.0 U/L，尿淀粉酶 810.0 U/L，肝功能正常。此后 1 个月多次复查血淀粉酶波动于 370.8 ~ 463.0 U/L 之间。
- 2022 年 12 月 5 日复查腹部彩超，提示胰头厚 2.4 厘米，胰体厚 1.2 厘米，胰尾厚 1.6 厘米，主胰管内径 0.34 厘米。化验 CEA、CA19-9 正常。复查胰腺磁共振成像 + 磁共振胆胰管成像示胰头略大，肝内外胆管直径 0.8 厘米（右图 b），胰管扩张（右图 b，右图 c，直径 0.5 厘米）。
- 2022 年 12 月 13 日超声内镜检查示头颈部胰管直径 0.4 厘米，进入胰腺头颈部逐渐变细（右图 e），胰腺钩突部见 1.82 厘米 × 1.22 厘米回声欠均匀的乏血供低回声团块影，位于肠系膜上静脉旁，边界清晰，形态不规则（右图 f），诊断为胰头钩突占位病变，拒绝手术。
- 2023 年 2 月 22 日 PET/CT 示胰头部高代谢灶伴周围高代谢淋巴结，最终诊断为胰腺癌。3 月 28 日因胆道梗阻行胆道支架植入减黄并给予对症维持治疗。

> **点评**
>
> 一般认为老年人胰腺萎缩，胰管扩张可能是正常的，然胰腺肿瘤就喜欢隐藏其中。本病例发现胰管扩张后做了腹部 CT 和磁共振增强扫描未发现占位病变。直到 2 个月后才做超声内镜检查明确胰头钩突部肿瘤。如果发现胰管扩张第一时间行胰腺超声内镜检查，可能会更早发现胰腺病灶。

（白　成）

关键点 12 | **中晚期胰腺癌：犹如"脱缰的野马"**

- 胰腺癌的前期进展缓慢，有报道最长者可为 29 年；但后期进展迅速，只有几个月时间。

- 资料显示，多数胰腺癌从首发症状出现、临床影像发现至失去手术指征，只有三四个月至半年左右的时间；一旦错过这个时间段，造成的后果无法弥补……

- 此点犹如决堤前的河水：决堤前我们的感觉是一片祥和（实际已经缓慢暗流涌动了）；一旦发生了决堤，则是一泻千里、一片汪洋……

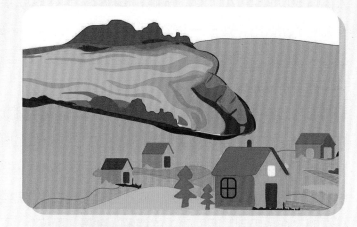

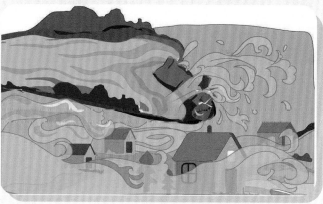

● 机体正常细胞突变为癌细胞，是一个多步骤、持续多年的过程，一般包括轻度不典型增生到中度及重度不典型增生，然后是原位癌，其间再经历诸多"考验"，需经历数年到十余年甚至数十年。

● 人体有 50 万亿至 70 万亿个细胞，每秒都会有约 50 万至 150 万个老旧的细胞逝去，相同的新鲜细胞不断长出，处于一个动态平衡。在这一过程中，每天都可产生数百个甚至数千个发生了基因突变的异常细胞（具有进展至癌细胞潜质），这些异常细胞可快速被机体修复机制修复，或被免疫系统清除。

● 异常细胞不断被免疫系统清理的同时，少数残留癌细胞也在不断研究、适应机体免疫系统，而后个别癌细胞不断与机体免疫系统进行"拉锯战"，进而进化，如"不死军团"般持续增殖，直至成功超过或摆脱机体免疫系统清除能力，或者机体免疫系统被破坏导致功能下降或失去功能时，癌细胞犹如"指数级别的疯狂生长"，犹如"脱缰的野马"。

● 什么叫"指数级别"呢？简单的理解，就是"翻倍"，不断地把前次数量"翻倍"。

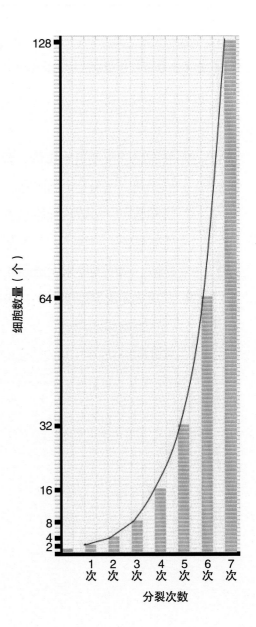

1 个癌细胞，分裂 1 次，成为 2 个癌细胞，需要"1 个时间段（4 ~ 8 周）"……那么：

在"第 2 时间段"，这 2 个癌细胞，再各分裂 1 次，繁殖到 4 个癌细胞

在"第 3 时间段"，这 4 个癌细胞，再各分裂 1 次，繁殖到 8 个癌细胞

在"第 4 时间段"，这 8 个癌细胞，再各分裂 1 次，繁殖到 16 个癌细胞

……

在"第 7 时间段"，前次的 64 个癌细胞，再各分裂 1 次，繁殖到 128 个癌细胞

……

在"第 10 时间段"，前次的 512 个癌细胞，再各分裂 1 次，繁殖到 1024 个癌细胞

……

在"第 14 时间段"，前次的 8192 个癌细胞，再各分裂 1 次，繁殖到 16384（1 万以上）个癌细胞

……

在"第 17 时间段"，前次的 65536 个癌细胞，再各分裂 1 次，繁殖到 131072 个（10 万以上）癌细胞

……

在"第 20 时间段"，前次的 524288 个癌细胞，再各分裂 1 次，繁殖到 1048576 个（100 万以上）癌细胞

……

在"第 24 时间段"，前次的 8388608 个癌细胞，再各分裂 1 次，繁殖到 16777216 个（1000 万以上）癌细胞

……

在"第 27 时间段"，前次的 67108864 个癌细胞，再各分裂 1 次，繁殖到 134217728（1 亿以上）个癌细胞

……

在"第 30 时间段"，前次的 536870912 个癌细胞，再各分裂 1 次，繁殖到 1073741824（10 亿以上）个癌细胞

……

在"第 34 时间段"，前次的 8589934592 个癌细胞，再各分裂 1 次，繁殖到 17179869184（100 亿以上）个癌细胞

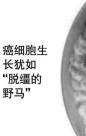

免疫系统与癌细胞不断地进行"拉锯战"，若体内癌细胞生长能力或繁殖数量成功超过或摆脱了机体免疫系统清除能力，或者免疫系统被破坏导致功能下降或失去功能时，免疫系统被突破，失去了对癌细胞的清除能力

癌细胞生长犹如"脱缰的野马"

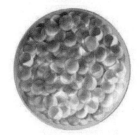

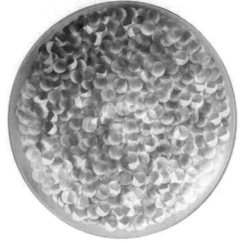

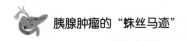

按 1 个时间段 4 ~ 8 周估算：

● 1 个癌细胞开始分裂至增殖为 10 万级别以上甚至 100 万个以上癌细胞（肿块 0.2 ~ 0.5 厘米），需要 20 ~ 30 个月；3 ~ 6 个月左右，癌细胞达 1000 万以上（肿块往往 1 厘米左右）：这 3 ~ 6 个月，为筛查和甄别的"黄金期"，但 CT 平扫或磁共振成像等传统影像学检查或腹部彩超往往"有心无力"。部分胰腺 CT 增强扫描或磁共振成像等可发现一些线索，此时需要行线阵超声内镜进行仔细认真地扫查、甄别、诊断，一旦有阳性发现或无法排除癌肿，首选手术切除。

● 若经过 3 ~ 6 个月，癌细胞已达上亿个，肿块至少 2 厘米，此时，CT 增强扫描或磁共振成像等常规影像学可以发挥巨大作用，甚至 CT 平扫或腹部彩超即可发现病灶；首选手术切除。

● 若再经过 3 ~ 6 个月，癌细胞已然数 10 亿或 100 亿个，肿块已达 4 或 5 厘米或以上，此时，远期转移早已发生，除外少数病例外，绝大多数已经失去手术指征。

即自增强的常规影像学可以检出（直径往往 2 厘米左右）至失去最佳手术指征，这个窗口期往往只有 3 ~ 6 个月时间，若有超声内镜助力，这个时间段可再提前至半年甚至 2 年左右的时间；而一旦错过这个"黄金期""关键期"，最佳手术指征就不会再回来了。

（注：部分患者可通过化疗、中西医结合调理或中医治疗，手术指征再次回归，但较之最佳手术指征这个时期，还是遗憾颇多）

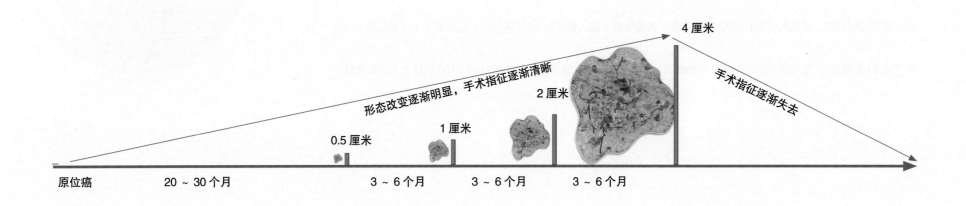

随着肿瘤细胞的快速增多，寻找新的"定居点"、建立"新家"是非常自然的事情……

于是，胰腺癌转移，为中晚期胰腺癌的又一个重要特征。

● 当癌细胞增长到一定体积时多可脱落，可通过血液或淋巴液传播到全身其他组织和器官。

● 胰腺癌最喜欢去血流丰富的脏器进行二次定居，尤其是肝脏、肺脏等，这里"有吃有喝"，非常有利于癌细胞的分裂和繁衍。

而难上加难的是，胰腺位置特殊，临床表现极具迷惑性，现有常规手段难以早期发现（见书中详述）。

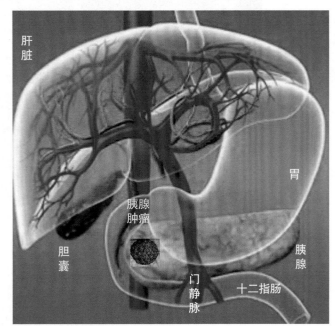

制图：殷浩医师团队

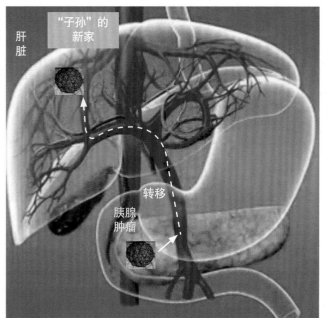

制图：殷浩医师团队

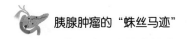
病例 3 中晚期胰腺癌：在"狂飙"

男性，38 岁。因急性胰腺炎、CA19-9 升高入院。外院 CA19-9>
1200 U/mL。本次入院 CA19-9 300.3 U/mL。外院做过超声内镜检查，诊
断为急性胰腺炎。

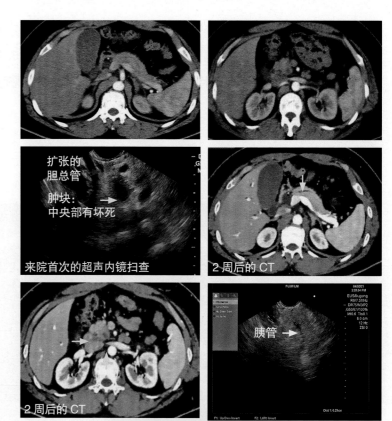

- 入院后的 CT 检查并没有明显异常，包括胰管、胆总管也没有明显扩张。
- 超声内镜：胆总管扩张（红色箭头），钩突部见一肿块（黄色箭头），内部回声
  较低，考虑胰腺癌。
- 患者手术决心难下，4 天后给予超声内镜引导细针穿刺抽吸术（EUS-FNA）以
  进一步确定诊断。扫查显示，之前不扩张的胰管（白色箭头），仅仅隔了 4 天，
  已经明显扩张了。而 2 周后的 CT 复查，更是发现头颈部胰管扩张、钩突出现
  肿块了（粗黄色箭头）。同时穿刺细胞学结果回报，发现腺癌细胞。

患者最终接受手术治疗，术后病理示胰腺导管腺癌（中分化）。

点 评

　　有些胰腺癌，会以"急性胰腺炎"的面目表现出来；一开始波澜不惊，中
晚期则一路"狂飙"。

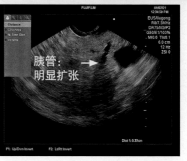

可以貌似"毫无征兆"的发病，也可以各种常见病、多发病的面目呈现……

或者以一种不经意的方式表现出来……

如果为人体疾病设立"最佳伪装奖"，那一定非胰腺肿瘤莫属……

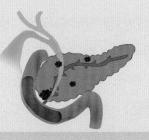

最佳伪装奖

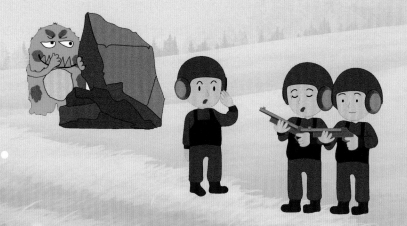

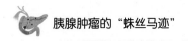

关键点 13 | 早期症状实际只是"首发症状"

- 许多朋友喜欢找胰腺肿瘤症状，也能列出许多症状，如腹痛、皮肤眼睛黄、瘦了好多、经常拉肚子、恶心、呕吐、吃饭少、没力气、糖尿病、腰背部疼痛等。

- 令人难过的是，上述症状出现时，已经比较迟了，或者说，胰腺肿瘤"早就盘踞于此多年了"。

- 需要警惕：从发生基因突变至我们临床发现或确诊时看到的胰腺肿块（10 ~ 15 年左右）之前的大部分时间，胰腺肿瘤是没有症状的：常说的"早期症状"，实际只是"首发症状"。

- 以症状尤其是中晚期症状为线索的思维，积极意义非常明显。但若禁锢于此的话，缺陷同样显著：丧失了对症状轻微或无症状胰腺肿瘤的警惕，忽略了专业体检的重要意义，尤其是对风险人群的早筛早查，与患者的沟通难度加大，被误解、被曲解风险增加。

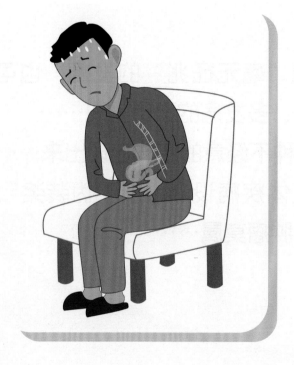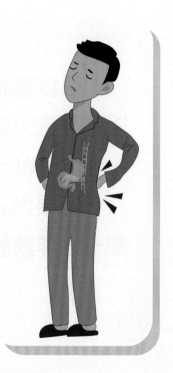

（王 伟 蔡振寨）

关键点 14 ｜ 首发症状 ≠ 早期症状

胰腺肿瘤的"脚步"，如蛇行般，悄无声息，早期根本感觉不到；只有到了中晚期，到了眼前，到了身边，才能听到那部分（约 2/3）声响，感觉到那些隐藏的、容易让人麻痹的信号：

● 常说的"早期症状"，实际只是"首发症状"：它们没有特异性，往往是以"消化不良""慢性胃炎""上腹痛""腰肌劳损""血糖异常""糖尿病"等面目出现，非常容易与常见的胃病、糖尿病、急性胰腺炎、糖尿病混淆。

● 以胰腺癌为例

　①约 25% 的早期患者会有非特异的消化系统症状，如嗳气、"胃"部偶有不适（胃有时有点不舒服）。

　②约 76% 的患者在被发现前的 4 个月体重开始下降（瘦了）。

　③约 46% 的患者在被发现前的 3 个月会出现厌食（不想吃东西）。

　④约 33% 的患者在被发现前实际已有 2 个月的腰背部痛的病史了。

下面，我们就先谈一下首发症状……

（王　伟　蔡振寨）

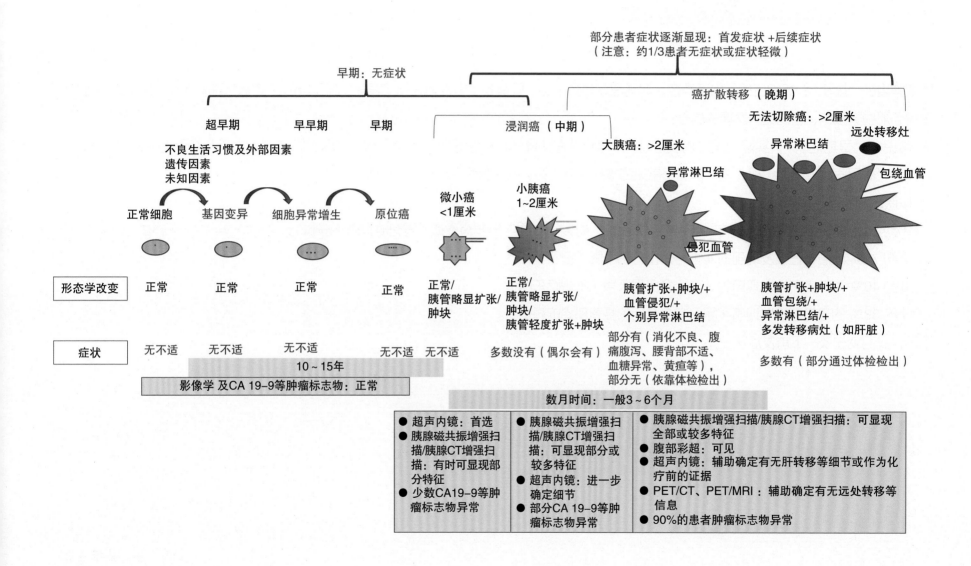

部分患者症状逐渐显现：首发症状 +后续症状
（注意：约1/3患者无症状或症状轻微）

早期：无症状

癌扩散转移（晚期）

超早期　　早早期　　早期

浸润癌（中期）

无法切除癌：>2厘米

远处转移灶

大胰癌：>2厘米

异常淋巴结

异常淋巴结

包绕血管

微小癌
<1厘米

小胰癌
1~2厘米

不良生活习惯及外部因素
遗传因素
未知因素

正常细胞　　基因变异　　细胞异常增生　　原位癌

侵犯血管

形态学改变	正常	正常	正常	正常	正常/ 胰管略显扩张/ 肿块	正常/ 胰管略显扩张/ 肿块/ 胰管轻度扩张+肿块	胰管扩张+肿块/+ 血管侵犯/+ 个别异常淋巴结	胰管扩张+肿块/+ 血管包绕/+ 异常淋巴结/+ 多发转移病灶（如肝脏）
症状	无不适	无不适	无不适	无不适	无不适	多数没有（偶尔会有）	部分有（消化不良、腹痛腹泻、腰背部不适、血糖异常、黄疸等），部分无（依靠体检检出）	多数有（部分通过体检检出）

10 ~ 15年

影像学 及CA 19–9等肿瘤标志物：正常

数月时间：一般3~6个月

● 超声内镜：首选
● 胰腺磁共振增强扫描/胰腺CT增强扫描：有时可显现部分特征
● 少数CA19–9等肿瘤标志物异常

● 胰腺磁共振增强扫描/胰腺CT增强扫描：可显现部分或较多特征
● 超声内镜：进一步确定细节
● 部分CA 19–9等肿瘤标志物异常

● 胰腺磁共振增强扫描/胰腺CT增强扫描：可显现全部或较多特征
● 腹部彩超：可见
● 超声内镜：辅助确定有无肝转移等细节或作为化疗前的证据
● PET/CT、PET/MRI：辅助确定有无远处转移等信息
● 90%的患者肿瘤标志物异常

关键点 15 ｜ "胃疼""胃胀""胃部不适"甚至"下腹部疼痛"

"胃疼""胃胀""胃部不适"是胰腺肿瘤患者常见的主诉，因为胰腺位于胃后部，所以胰腺发病后，常被误以为是"胃疼""胃胀"或"胃部不适"，从而被当作胃病进行治疗，尤其是当胃镜检查显示有慢性胃炎时。

"下腹部疼痛"，尤其是"左下腹疼痛"，是由于胰腺肿瘤侵犯到了胰腺后下方的腹腔神经丛，导致疼痛感应区上下"颠倒"；此为更加隐蔽或误导人的症状，尤其是对喜欢"以部位定器官"（如上腹痛＝胃病，下腹痛＝肠病）的居民而言。

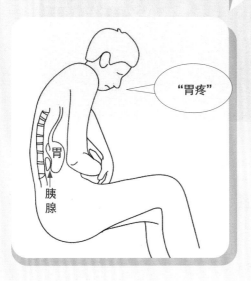
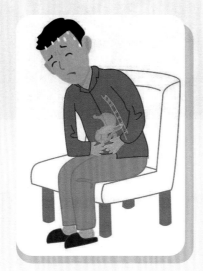

（王　伟　蒋巍亮）

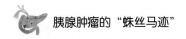

病例 4 "胃疼": 您确定部位在"胃"吗?

女性,58 岁。既往无吸烟、饮酒史,无糖尿病病史。

● "胃部"隐痛不适 2 个月。2 个月前于当地医院行胃镜检查发现胃部息肉,行胃镜下息肉切除,并服用"胃药",但症状无明显缓解。

● 胰腺 CT 增强扫描示胰头乏血供结节伴远端胰管扩张。

● 血 CA19-9 170.70 U/mL(参考值:0 ~ 37.0 U/mL)。空腹血糖 6.86 mmol/L(参考值:3.9 ~ 6.1 mmol/L)。

接受手术治疗,术后病理示胰腺导管腺癌。

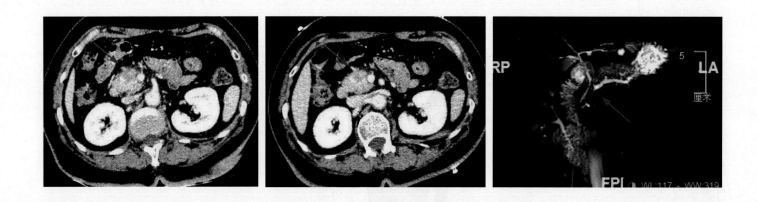

点评

　　"上腹痛"不等于"胃疼",尤其对于常规胃药治疗效果差的患者及血糖突然异常的患者,背后或许另有乾坤,即藏匿于胃后方的胰腺癌,正在默默生长。

(陈 华 孙 备)

病例 5 "慢性胃炎"，或许只是表象

女性，67 岁，无烟酒嗜好，无糖尿病病史。

- 中上腹隐痛不适 1 个月。胃镜检查提示非萎缩性胃炎伴糜烂，予以抑酸、护胃治疗后门诊随访。
- 1 周后患者再次出现腹痛伴发热，急诊就诊查胸腹部 CT 提示肝内胆管及胆总管扩张、胆囊未见明确显示、胰头部增大。
- CT 增强扫描及磁共振成像考虑胰腺癌，超声内镜引导细针穿刺抽吸术大病理结合免疫组化确诊为胰腺腺癌。

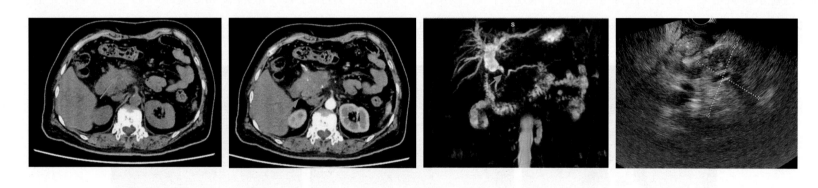

点评

　　胰腺"隐居"于人体上腹部深处，是一种消化腺，具有内分泌和外分泌双重功能，在食物的消化吸收过程中起"主角"作用，故而，一旦胰腺出现问题，常表现出消化功能障碍，尤其是"胃部不适"。因此，中上腹不适、腰背部痛、血糖变化、皮肤巩膜黄染、尿色深黄都可以是胰腺癌的症状。由于早期胰腺癌没有特异性症状，非常容易被漏诊而贻误治疗时机。

（汤 杰 胥 明）

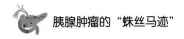

病例 6 下腹痛，或许是胰腺肿瘤的"声东击西"

男性，61岁，无明显诱因反复出现脐下疼痛3月余，与进食无明显关系。吸烟45年，1包/天；饮酒30余年，1斤/天；高血压病史10年，血压控制可；无糖尿病史、手术史及家族史等。

● CA19-9、CEA、CA125、AFP等肿瘤标志物正常；甘油三酯 2.5 mmol/L，血常规、肝肾功能、血糖、血清胰岛素、血清C肽基本正常。

● 腹部CT增强扫描示胰尾部占位，性质待定；腹部磁共振增强扫描示胰尾部占位，考虑新生物可能，偏良性肿瘤性病变可能性大。

● 超声内镜示胰腺尾部一实性病灶，回声稍低、较均质，边界清晰、形态规则，大小约40.5毫米×30.5毫米，彩色多普勒未见血流信号。行超声内镜引导细针穿刺抽吸术，穿刺病理示胰腺神经内分泌肿瘤（G1）。

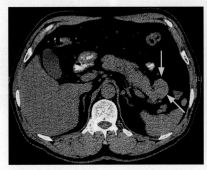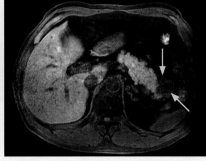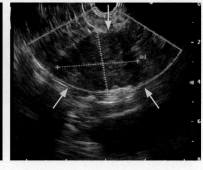

点评

胰腺神经内分泌肿瘤是相对少见的肿瘤，近年来发病率明显上升，占所有胰腺肿瘤的2%～5%。其分为功能性和无功能性两类。功能性的胰腺神经内分泌肿瘤常因激素分泌过旺导致相关临床症状，如低血糖、高血压、消化性溃疡、腹泻及低钾血症等，故临床上易被发现。无功能性的胰腺神经内分泌肿瘤起病较隐匿，部分肿瘤也可有激素分泌功能，但不能引起临床症状，患者初诊往往是因为肿瘤压迫或侵犯胰周器官引起非特异性症状，如腹痛、腹胀等。本例患者肿瘤学标志物等均正常，仅表现为下腹痛症状，非常误导临床思维。

（聂旭彪）

病例 7 有些 "胃胀"，或许是胰腺在无力地求助

男性，48 岁，偶尔饮酒，不吸烟。

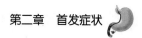

- 胃胀、食欲缺乏 3 个月，外院 CT 发现胰头占位来诊。住院检查血糖、肝功能等正常，CA19-9 升高近 80 倍（2754 U/mL），CA242 升高超过 10 倍（>200 U/mL）。

- 胰腺术前分期 CT 及磁共振增强扫描示胰头部导管腺癌伴阻塞性胰腺炎，累及腹腔血管（包绕肠系膜上动脉管腔约 1/2 周，累及肠系膜上静脉主干至远端分叉处、管腔狭窄，侵犯门静脉 – 脾静脉交汇处、管腔狭窄，肝门区、食管下段、胃周静脉曲张）；胰源性门静脉高压，轻度低位胆道梗阻；胰周、肝门区、腹膜后多发小淋巴结显示。

- 超声内镜扫查及 EUS-FNA，诊断为腺癌。

化疗 5 次后手术切除。术后病理示导管腺癌。

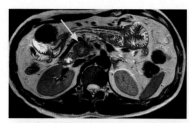
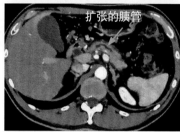
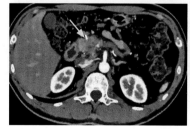
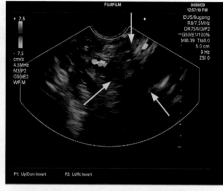
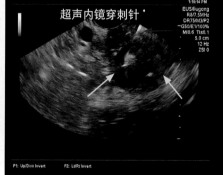

点评

胰腺肿瘤是肿瘤界的伪装高手；待到想到它时，已经比较迟了。

病例 8 所谓的"胃胀"或许并不是因为"胃"

男性，53 岁，已婚。腹胀、嗳气 4 个月，胃镜检查提示反流性食管炎（LA-B 级）、慢性萎缩性胃炎伴糜烂（C2 型）、十二指肠球部溃疡伴狭窄、梗阻（A1 期）。胃镜活检示黏膜轻度慢性炎。自行服胃药治疗，效差，来我院就诊。

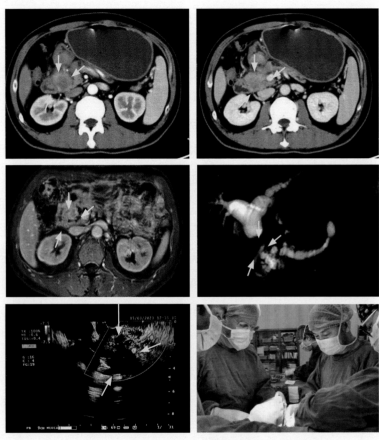

田伯乐医师团队在手术中

- CA19-9 117.00 U/mL。
- CT 和磁共振成像均提示胃窦及十二指肠球部、降段肠壁显著增厚强化致肠腔狭窄，胰头增大、强化不均匀。
- 超声内镜提示胰头区域低回声占位，胰头穿刺活检查见重度异型腺上皮，考虑胰头癌。

手术治疗，术中发现胰头钩突区肿块，十二指肠变形、近端扩张，胰腺体尾部萎缩、质地硬，于大网膜、小肠系膜等处可见多个 0.2 ~ 0.5 厘米结节。术中取胰头肿块、大网膜结节、小肠系膜结节送快速冰冻活检，查见腺癌，遂行胃空肠吻合术，拟术后行辅助化疗。

点评

胰腺癌的早期症状并不典型，往往与胃十二指肠炎症难以鉴别。本例患者既往一直有胃肠道不适症状，如腹胀、嗳气、腹痛等，自行服用胃药治疗，未行进一步检查，当出现恶心、呕吐等上消化道梗阻时，已经是癌症晚期。

（熊俊杰 田伯乐）

病例 9 饱胀不适：那或许是胰腺肿瘤导致的消化酶分泌不足

女性，42 岁，已婚。

- 腹部饱胀不适，自认为胃病，自行在药店购买胃药进行治疗，症状时好时坏，近期症状加重，胃药治疗后无法缓解来医院就诊。
- 腹部 CT 提示胰头占位，超声内镜发现胰头钩突低回声占位性病变，考虑胰腺恶性肿瘤。

外科手术切除，术后证实为胰腺导管腺癌。

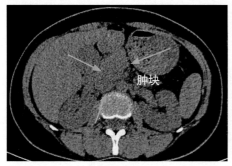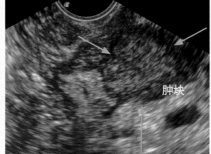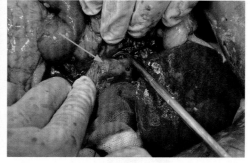

点评

　　食物的消化过程中，胰腺分泌的消化酶发挥着关键作用。胰腺肿瘤导致胰酶分泌不足，与慢性胃炎引起的消化不良症状极为相似，非常容易引起我们的麻痹。

（胡珊珊）

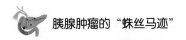

关键点 16 | 食欲下降、消瘦或体重减轻、腹泻

原因主要有三：

● 部分患者伴有腹部疼痛、腹胀等不适，使得食欲下降、不想吃东西，进而引起消瘦。

● 胰腺分泌的胰液，包括淀粉酶、脂肪酶、胰蛋白酶、糜蛋白酶等，是人体最重要的消化液，一旦胰腺发生肿瘤甚至引起胰管梗阻、胰液分泌不畅，自然会导致患者消化功能下降、食欲减退、腹泻。

● 胰腺癌侵犯或压迫胆总管以及胆胰壶腹部共同开口时，还会引起胆汁分泌障碍。胆汁同样在人体消化功能，尤其是脂肪的消化中扮演重要角色，导致患者不想吃东西。

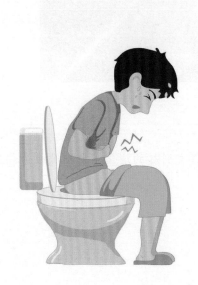
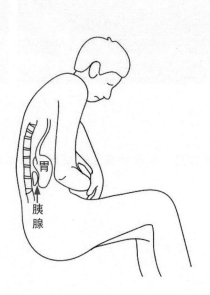
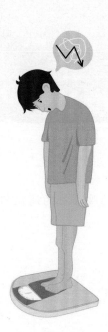

（蒋巍亮）

病例 10　不可忽视的食欲下降或体重减轻，即使是年轻人

女，34 岁，无烟酒史、糖尿病史、胰腺相关疾病史、家族肿瘤性疾病病史。

● 反复"厌食、食欲缺乏"13 个月，未行胃镜等检查，自认为是胃病，服用"胃药"治疗。

● 7 个月前上诉症状加重伴体重减轻就诊于外院 A，CT 检查提示胰腺占位性病变、肺多发占位性病变，CA19-9 > 12000 U/mL（检测上限），予以超声内镜引导下腹膜后组织穿刺细胞学检查示腺癌。

● 5 个月前就诊于外院 B，行 CT 引导下肺部结节穿刺，倾向腺癌。最终诊断为胰腺癌伴肺转移。

确诊后予以积极转化治疗，争取手术机会。

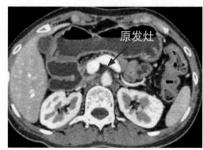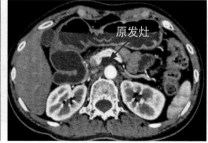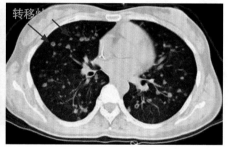

点评

很多年轻人容易忽略自身的一些身体不适症状，不肯来医院就诊；但有时候身体不适是一个提醒信号，如上述所描述的厌食、食欲缺乏，很多人都容易将其当成胃病，但有时候其也可以是胰腺癌的早期表现，忽略也就错过最佳治疗机会了。

（黎经何　王槐志）

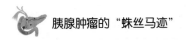

病例 11　拉肚子，怎么跟胰腺扯上了

男性，51 岁，吸烟 20 年，每日 30 支左右，偶有少量饮酒 20 年，无酗酒史，无糖尿病病史。

- 反复腹泻 3 月余，当地医院完善肠镜等检查考虑肠炎、肠易激综合征，予以止泻、调节肠道菌群、抗感染等治疗 3 个月，未缓解；遂行全腹 CT 增强扫描，提示胰腺占位，转入我院。
- 入院后完善检查：CA19-9 > 1968 U/mL，腹部影像学提示胰腺钩突部肿瘤侵犯肠系膜上动、腹腔动脉干，考虑局部进展期胰腺癌，经腹腔镜下活检提示腺癌，后给予新辅助化疗。

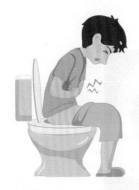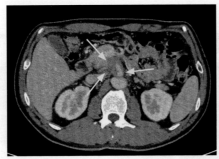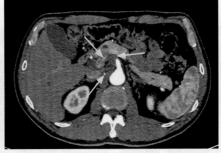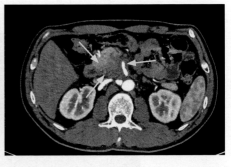

点评

　　在常规观点中，腹泻大多由肠道炎症、肠功能紊乱等疾病所致，但务必注意一个小概率事件：胰腺会因恶性肿瘤导致外分泌功能不全进而引起消化不良、腹泻。

（谢　彬）

关键点 17 ｜ 没有黄疸也会是胰腺肿瘤，怎么回事？

● 胰腺癌的首发症状不一定有黄疸（皮肤及眼睛巩膜黄染、尿色加深等表现），也可能表现为其他症状甚至无症状。

● 胰腺癌出现黄疸的原因是由于胰腺邻近胆管，尤其癌种发生于胰头部时，通常会压迫胆总管、十二指肠壶腹部等，导致胆汁无法正常流入十二指肠，从而淤积并被吸收入血，引起梗阻性黄疸。但是，当胰腺癌发生于胰腺体尾部，或者癌肿早期还没有侵犯到或压迫胆管出口时，一般不会出现黄疸症状。

● 另外，黄疸症状出现一般需要人体胆红素升高2倍以上，因此还有一种情况是，胰腺癌虽然位于胰头且已侵犯胆总管，但并没有造成完全梗阻，这种情况可能导致我们做生化检测时发生胆红素轻度升高，但人体尚未出现皮肤或巩膜黄染；但若肿瘤继续生长，黄疸则会逐渐出现。

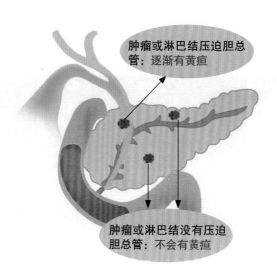

（蒋巍亮）

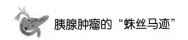

病例 12　腹泻反复，眼睛又黄了，不是肝炎

男性，47 岁。无烟酒嗜好，无糖尿病病史。

- 反复腹泻 1 个月余，黄疸 2 周。
- 肿瘤标志物：CA19-9 104 U/mL（参考值：<35 U/mL），CEA 35 ng/mL（参考值：5 ng/mL），CA125 86 U/mL（参考值：<35 U/mL），CA72-4 14 U/mL（参考值：<8.2 U/mL），AFP 等正常；血糖 6.80 mmol/L；肝功能：总胆红素 167.6 μmol/L（参考值：<24 μmol/L），直接胆红素 96.2 μmol/L（参考值：< 6.8 μmol/L），转氨酶升高 。
- CT：胰腺体尾部恶性肿瘤伴潴留囊肿形成，累及左侧肾上腺，腹膜后淋巴结转移。
- 超声内镜见胰腺尾部一囊实性病灶，与周围组织分界欠清，胰周多枚异常淋巴结显示；病灶行穿刺细胞学检查示黏液性肿瘤伴高级别上皮内瘤变（癌变了）。

患者失去手术指征，予以化疗。

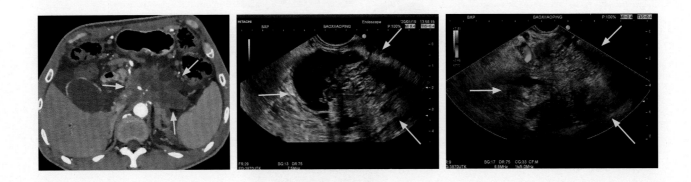

点评

　　腹泻，是肠胃不适时常有的症状；然而有时，胰腺基本已经被肿瘤全部占领了，那腹泻，是无法分泌胰酶等消化酶后的无奈；肿瘤继续侵犯，压迫胆总管、出现黄疸后，方才引起重视，实在令人唏嘘。

关键点 18 | 腰痛、腰背部不舒服或骨质疏松

- 由于胰腺的位置特殊，位于中上腹、后腹膜，位置较深，所以有些患者会出现腰痛或腰背部不舒服；而且胰体或胰尾的肿瘤往往会侵犯腹腔神经丛、肋间神经，脊髓神经受到压迫或者受到肿瘤侵犯以后会出现持续性腰背部疼痛。

- 另外，由于腹痛或胰酶分泌减少导致的食物摄入不足、维生素D及矿物质的吸收障碍等，还可表现为骨质疏松等骨骼改变。同时，吸烟、饮酒可进一步加剧骨质疏松等骨骼改变。

- 临床上，若胰腺肿瘤患者恰巧又有椎间盘突出症，或者常有肾结石发作，此时最容易引起人们大意：因为胰腺肿瘤有时就会钻这种空子，以此为掩护，从后面攻上来……

- 另外，有时有些冠心病患者，也会表现为腰背部不适或疼痛，需警惕。

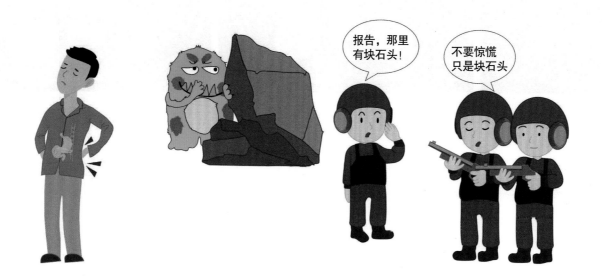

（蒋巍亮　王　伟）

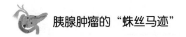

病例 13　腰背痛，或许是胰腺肿瘤在挑衅

女性，56 岁，无烟酒嗜好，无糖尿病病史。

● 腰背部反复疼痛 2 月余，当地医院考虑腰椎病，给予康复、理疗等对症处理，疼痛未缓解，后因出现梗阻性黄疸就诊于我院。

● 入院后检查：CA19-9 > 2000 U/mL，腹部影像学提示胰腺钩突部肿瘤侵犯肠系膜上动脉静脉且侵犯后腹膜神经，临床诊断为局部进展期胰腺癌，给予新辅助化疗。

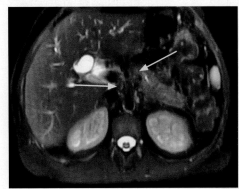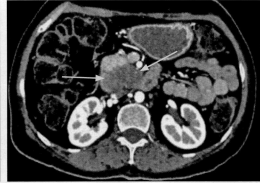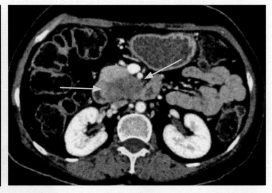

点评

　　在许多居民或非专业人士观点中，中老年的腰背痛大都由腰椎间盘突出症所致，往往接受康复理疗等治疗措施。临床实践中，局部进展期胰腺癌侵犯后腹膜神经会导致腰背部疼痛，务必警惕。

（吴　堃　王槐志）

病例14 腰背部痛，或许不是"骨科疾病"

女性，28岁，未婚。右侧腰腹部反复疼痛6月余，无黄疸。

● 4个月前因右侧腰及腹部疼痛加重至当地医院骨科就诊，怀疑神经性疼痛，予以布洛芬、塞来昔布、美洛昔康等药物处理，效差。3个月前出现腹泻，每天排便3~4次，糊状或不成形。2个月前腰腹部疼痛加重，外院诊断为L3横突综合征，予以正骨治疗3次后，腰椎痛消失，腹痛及腹泻加重，予以吗啡类药物止痛，效差。

● 5天前外院腹部CT增强扫描示胰腺颈部占位，收治入院。入院后术前CT及磁共振成像、超声内镜扫查见胰腺颈部占位，考虑胰腺癌。手术治疗，术后病理示胰腺导管腺癌。

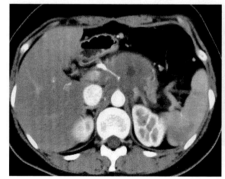 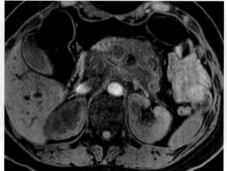 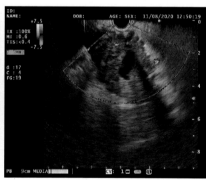 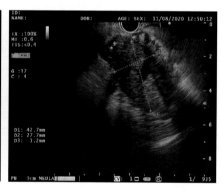

点评

　　腰背部不适或腰背部痛，加上腹泻，都可以是胰腺肿瘤的症状，但也因如此，非常容易被漏诊，因为这与常见的腰肌劳损、劳累、神经性疼痛、椎间盘突出症等骨科疾病及肠道疾病的表现几乎相同。

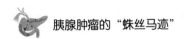
病例 15 有时腰背部痛是胰腺癌在放肆

女性，59 岁，无烟酒史，无糖尿病病史。

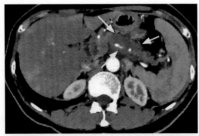

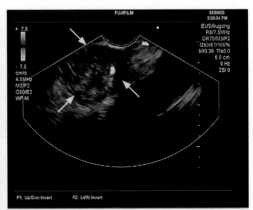

- "胃疼" 2 个月。餐后明显，伴腰部隐痛不适。无黄疸，无消瘦。入院后检查，血糖、肝功能均正常，CA19-9 升高百余倍（4749 U/mL），CA242 升高超过 10 倍（>200 U/mL）。

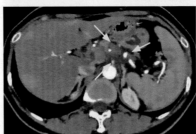

- 胰腺术前分期计算机体层血管成像及磁共振增强扫描示胰头颈体部胰腺导管腺癌，侵犯腹腔大血管（腹腔干、肠系膜上动脉、门静脉、肠系膜上静脉、脾静脉）及脏器，门静脉主干及分支多发栓子伴肝实质灌注异常，部分病灶浸润汇管区，可能伴肝内胆管节段性轻度扩张；阻塞性胰腺炎，胰源性门静脉高压，胰周淋巴结显示；远处转移：肝脏 - 多发。

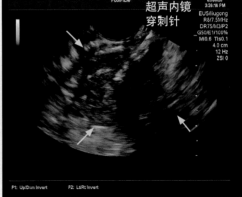

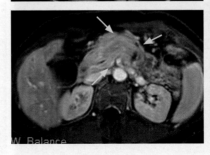

- 行 EUS-FNA，穿刺组织内见异型上皮巢，符合胰腺导管腺癌。暂时失去手术指征，先予以化疗。

点评

作为一名专业医师，有时听到患者说"胃疼"，常常感觉头疼。

病例16 "老胃病""骨质疏松"，那或许只是胰腺癌侵袭肌体的脚步

女性，66岁，无饮酒及手术史。

- 腹胀、腹痛7年，偶感恶心、反酸，常在进食辛辣食物或不洁食物后明显；外院诊断为慢性胃炎，予以对症处理。3年前自觉腹痛、腹胀不适加重，偶伴腹泻，外院就诊，胃肠镜提示肠息肉，行切除术。2年前外院诊断为骨质疏松，间断服用钙片。1个月前再发腹痛、腹胀，脐左侧疼痛为主，症状轻，与进食无关。

- 血清肿瘤学检查：CA19-9 830.7 U/mL（参考值：< 25 U/mL），CA125 12.91 U/mL（参考值：0 ~ 35 U/mL），CEA 6.28 mg/mL（参考值：0 ~ 5 mg/mL）。

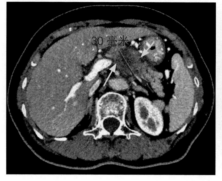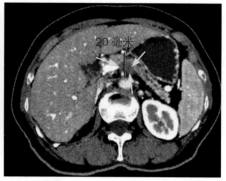

- CT增强扫描发现胰腺体部肿块 – 腹腔干动脉周围增多软组织块（2.9厘米×2.8厘米×2.7厘米），考虑胰腺癌；腹腔干周围增多软组织密度与腹腔干主干及分支接触面 > 180°，几乎完全包绕；与肠系膜上动脉起始处接触面 < 180°，脾静脉受侵、内见斑条状充盈缺损，癌栓可能；脾静脉 – 门静脉汇合处与肿块接触面 < 180°，左肾静脉受压变窄；腹主动脉旁稍大淋巴结，增强后中度强化，其短径约为0.7厘米，考虑转移可能。

治疗：先行奥沙利铂100 mg+ 伊立替康200 mg+ 亚叶酸钙0.5 g+氟尿嘧啶1.5 g化疗5次，胰体部病灶缩小明显（由2.9厘米×2.8厘米×2.7厘米缩小至1.4厘米×2.1厘米×2.1厘米），与腹腔干

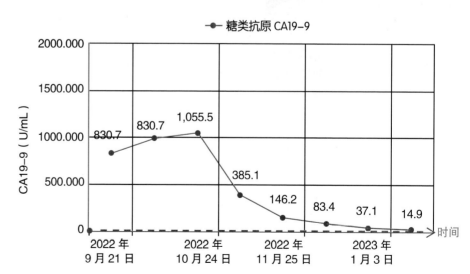

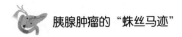 胰腺肿瘤的"蛛丝马迹"

分支接触面明显缩小，CA19-9 降低明显（由 830.7 U/mL 降至 14.9 U/mL），达到可切除状态，行胰体尾脾切除术 + 腹腔干部分切除重睑术 + 扩大区域淋巴结清扫术。病理诊断：胰体尾中分化导管腺癌，最大径 3 厘米，浸及胰腺周围脂肪组织，间质纤维化伴泡沫细胞反应，符合新辅助治疗后表现，见神经侵犯，淋巴结未见阳性。

点评

　　本例患者腹痛、腹胀长达 7 年时间，期间反复发作，一直按胃肠疾病治疗，甚至出现骨质疏松也未引起重视，及至发现肿瘤时临床评估已为局部进展期、不可切除的胰腺癌，非常令人唏嘘。幸运的是，经新辅助治疗后肿瘤及侵犯情况缓解明显，成功降期。

（杨佳丽　王槐志）

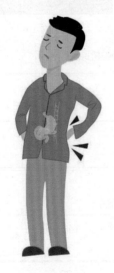
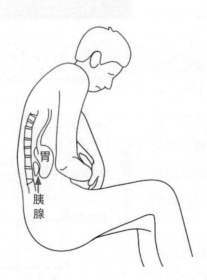
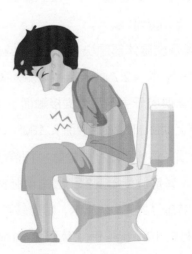

病例 17 左侧腰背痛，或许不是肾结石

女性，79 岁，因腰背部疼痛 1 周就诊。

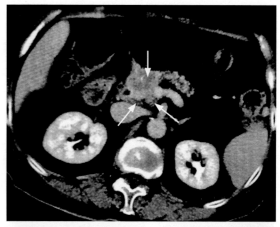

- 既往有左肾结石病史和胆囊切除病史。
- 腹部 CT 增强扫描提示左肾结石（红色箭头）、胰头占位（白色箭头），磁共振增强扫描见明显"双管征"（黄色箭头）。

治疗：胰十二指肠切除术。术后病理：胰腺导管腺癌。

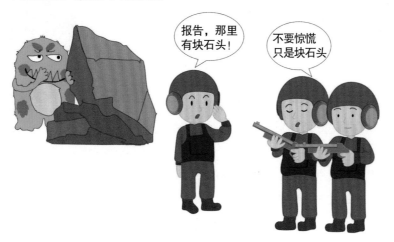

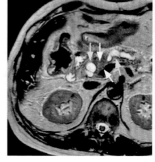

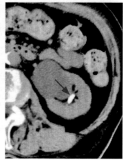

点评

　　肾结石病史的腰背部痛，很容易被认为是由肾结石引发，由此也往往导致胰腺肿瘤相关检查难以实施。胰腺肿瘤特喜欢以这种"冒名顶替"的方式，麻痹我们。因此，临床上对腰背部疼痛，尤其是有肾结石、腰椎间盘突出症的患者务必保持警惕：万一，是胰腺肿瘤以此为掩护，从后面攻上来了呢……

（王　俊）

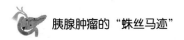

关键点 19 | 血糖的高或低，或许都是胰腺肿瘤发出的警报

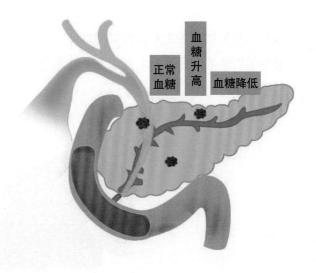

胰腺在血糖调节、维持血糖稳定的过程中发挥着关键作用；胰腺肿瘤形成后，往往可引发血糖的升高或降低。

● 新发糖尿病：尤其是老年、低体重指数、无糖尿病家族史者。

● 长期糖尿病：出现血糖波动者。

● 有研究显示，空腹血糖每增加 0.5 mmol/L 以上，胰腺癌发病风险增加约 15%。

点评

一方面，胰腺癌的发病与吸烟、饮酒、高脂高糖饮食、肥胖、糖尿病、慢性胰腺炎等高危因素密切相关，部分胰腺癌患者本身就是糖尿病或糖尿病前期人群。相关统计表明，40% 的胰腺癌患者在确诊时即伴有糖尿病。

另一方面，胰腺癌同样可侵及其内分泌部，也就是胰岛。当胰岛受到癌肿侵犯后，胰岛素分泌会出现减少，因此出现高血糖和尿糖，以及葡萄糖耐量试验异常。

（王　伟　蒋巍亮）

病例 18　血糖升高、消瘦，或许不仅仅是糖尿病那么简单

女性，54 岁，发现血糖升高、消瘦 1 年。

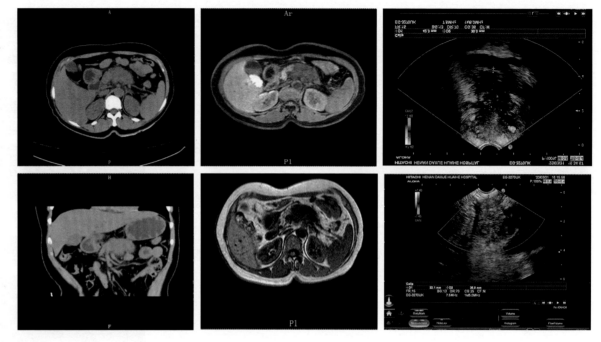

- 血糖最高 13.7 mmol/L，至当地医院给予二甲双胍口服药物调整血糖，血糖控制在 6.1 ～ 7.0 mmol/L 之间，体重仍进行性下降，近 1 个月出现上腹部隐痛不适，无烟酒等不良嗜好。
- 血清 CA19-9 > 1923 U/mL。
- 上腹部 CT 显示胰腺体部占位。上腹部磁共振增强扫描示肝实质多发结节呈环形强化，考虑转移；胰腺体尾部轻度弱强化，呈相对低或略低信号影，考虑癌。遂行超声内镜引导细针穿刺抽吸术，超声所见胰腺尾部组织萎缩，体部可见一低回声团块影，形态不规则，内可见无回声区，截面大小 42 毫米 × 30 毫米，肿物血流信号不丰富；穿刺病理示腺癌。

点评

　　短期内出现血糖升高和消瘦的中老年患者为胰腺癌的高危人群，务必高度警惕。这类患者即使无异常发现，也要短期内仔细随访复查。

（赵江海）

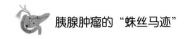

病例 19   血糖突然异常，或许是胰腺被包围了

男性，53 岁，糖尿病病史 10 余年（胰岛素治疗，血糖控制较好），无烟酒嗜好。

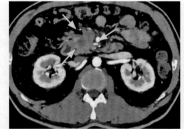
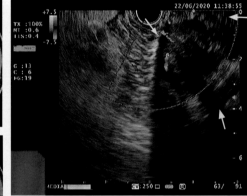

- 5 天前常规体检，发现血糖较高（7.2 mmol/L），余无不适，外院 CT 检查发现胰腺占位。
- 入院检查，血糖 6.78 mmol/L，肝功能正常，CA 19-9（<0.8 U/L）等肿瘤标志物均正常。
- 胰腺术前分期计算机体层血管成像增强示胰头部胰腺导管腺癌，侵犯十二指肠降段，伴阻塞性胰腺炎；血管接触（肠系膜上动脉，接触管径约 1/4 周）；可见肝 V 段转移灶，腹膜后淋巴结转移；胆囊结石，胆囊底壁腺肌症可能。

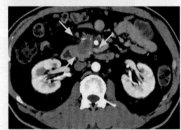
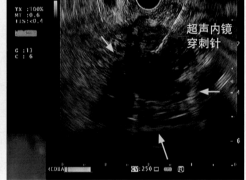

超声内镜穿刺针

EUS-FNA 示胰腺腺癌，予以化疗。

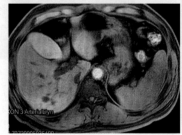

点评

其一，我们要为接诊医师点赞，他建议患者行 CT 检查，给了患者后续治疗的机会。其二，建议糖尿病患者的常规体检频率再密集一下，或者在常规体检项目中加入胰腺磁共振增强扫描或胰腺 CT 增强扫描（或上腹部磁共振增强扫描或 CT 增强扫描），这样可能有机会更早发现肿瘤。当然，此措施需要患者的理解及支持。毕竟，胰腺肿瘤首发时只是表现为糖尿病或血糖异常，而且患者"能吃能喝""没有什么不舒服"，CA19-9 等肿瘤标志物完全可以正常（查不出来）。

病例 20　头晕、低血糖发作，或许不是因为饿的

女性，75 岁，无烟酒嗜好。

- 中上腹不适 2 个月伴乏力、食欲缺乏来诊，住院期间发现患者反复出现发作性低血糖，多次化验报告静脉血糖 1.1 mmol/L（危急值），予以静脉推注葡萄糖后可恢复正常。
- 完善腹部 CT 增强扫描示胰腺体部结节，考虑胰腺腺瘤可能。
- 超声内镜引导细针穿刺抽吸术及手术切除术后病理结合免疫组化确诊为胰体尾部神经内分泌肿瘤，G1。

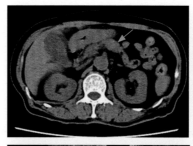
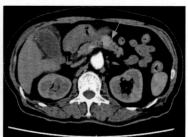
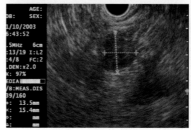
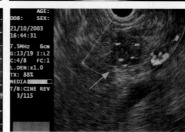

点评

　　胰腺神经内分泌肿瘤是起源于胰腺多能神经内分泌干细胞的一类肿瘤，其类型多样、临床表现多变，极易漏诊与误诊。根据患者是否出现因肿瘤分泌激素所导致的相应临床表现，可将神经内分泌肿瘤分为功能性和无功能性两类。功能性胰腺神经内分泌肿瘤常合并激素分泌增多引起的相应症状或特征性体征，如上述病例提到的胰岛细胞瘤引起的反复低血糖发作。CT/ 磁共振增强扫描、EUS 等影像学检查是获得神经内分泌肿瘤诊断、定位、分期及疗效评估的重要手段，病理学检查是确诊的金标准。以手术为主的综合治疗是该类患者获得良好预后的最佳方法。本例患者在肿瘤切除术后也获得了良好预后，血糖控制平稳。

（汤　杰　胥　明）

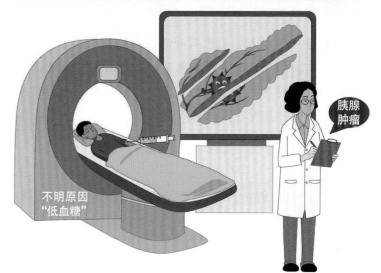

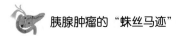

病例 21　低血糖性昏迷、行为性格改变，是癫痫发作吗？

女性，52 岁。

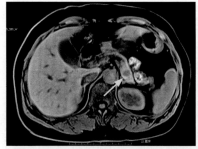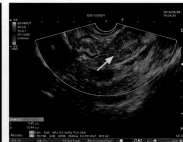

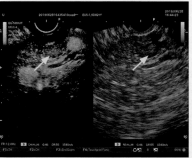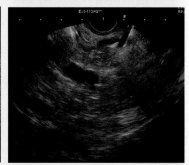

- 反复头昏、四肢乏力 6 年余，伴精神不集中、反应迟钝。10 年前发作时当地医院查血糖值为 2.28 mmol/L，诊断为"低血糖"，此后反复出现类似症状。
- 胰腺多期磁共振增强扫描示胰尾部低回声占位。
- EUS-FNA 证实该病灶为胰岛素瘤。

给予无水酒精消融治疗，病灶消失，临床随访复查中。

点评

　　胰岛素瘤是一种罕见的有功能性胰腺神经内分泌肿瘤，其引发的低血糖性昏迷、智力低下、行为性格改变，往往会被诊断为癫痫发作或其他神经系统的疾病，影像学检查可有效发现和诊断。对无手术指征的小病灶，超声内镜引导下的消融治疗可有效治疗。

（易　楠）

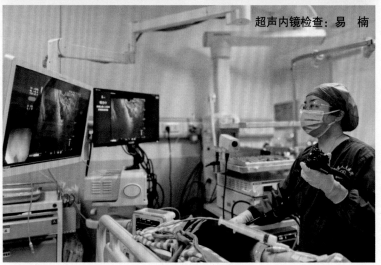

超声内镜检查：易　楠

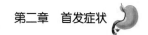

关键点 20 | 急性胰腺炎

胰腺癌的发病往往"静静悄悄",待慢慢长大,若恰巧压迫胰管时,可导致胰管梗阻,从而引发急性胰腺炎。

尤其是在暴饮暴食、高脂饮食、饮酒、劳累后……

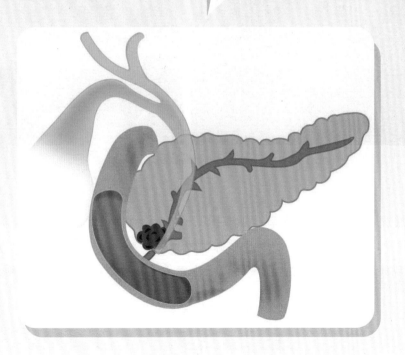

病例 22　所谓胰腺炎，有时只是"烟雾弹"

男性，50 岁，已婚。

● 腹痛 5 天，外院腹部 CT 平扫提示胰腺肿大，考虑急性胰腺炎，按照胰腺炎治疗后症状好转不明显，来我院就医。

● 我院超声内镜发现胰头肿大，可见一低回声占位，超声内镜衍生技术声学造影发现占位具有乏血供特征，诊断为胰腺癌，伴有阻塞性胰腺炎。行外科手术治疗，术后病理提示胰头高分化腺癌。

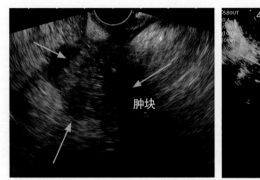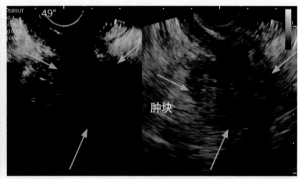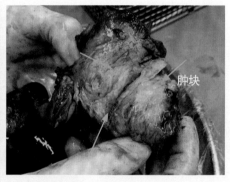

点评

　　胰腺癌是善于伪装的高手，其能假扮成其他疾病，如胰腺炎等，会释放各种"烟雾弹"，使人难以看清其真面目。近年来，影像学包括 CT 增强扫描、磁共振增强扫描、磁共振胆胰管成像以及超声内镜技术的进步，对于胰腺的观察较腹部彩超和 CT 平扫更为精细，能发现早期胰腺癌和不典型胰腺癌。对于经腹部彩超或 CT 平扫发现胰腺病变的患者，还需要进一步完善 CT 增强扫描、磁共振增强扫描和 EUS 来进行精准评估，以期待发现伪装的胰腺癌。

（胡珊珊）

病例 23　急性胰腺炎，罪魁祸首可能是胰腺癌

男性，50 岁，既往有吸烟、饮酒史，无糖尿病病史。

● 2 个月前酒后出现上腹痛，血淀粉酶明显升高，于当地医院就诊，诊断为急性胰腺炎，给予禁食、输液等治疗后好转。近日行肺 CT 体检，发现胰管扩张来诊。

● 空腹血糖 6.49 mmol/L（参考值：3.9 ~ 6.1 mmol/L），血 CA19-9 55.32 U/mL（参考值：0 ~ 37.0 U/mL）。

● 胰腺 CT 增强扫描及磁共振胆胰管成像见胰头肿块、局部胰管狭窄，考虑胰腺癌。

行手术治疗，术后病理示胰腺中低分化导管腺癌。

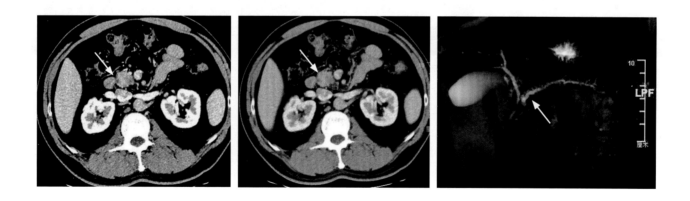

点评

　　胰腺癌的发病往往"静静悄悄"，急性胰腺炎或许只是胰腺癌"不慎"压迫胰管而引发，而且微小的肿块往往由于胰腺的水肿充血、坏死等而无法清晰显示。临床实践中，对于急性胰腺炎的患者，尤其是中老年等存在胰腺癌高危因素的患者，务必要除外胰腺肿瘤尤其是胰腺癌的可能。

（陈　华　孙　备）

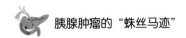

病例 24 急性胰腺炎，或许是胰腺在向我们求助

　　男性，43 岁，因腹痛自急诊转入院，CT 考虑胰腺癌（白色箭头），EUS-FNA 后确诊。患者在 4 个月前发生急性胰腺炎时行 CT 检查，提示颈部的胰管是疑似中断的（红色箭头），非常遗憾，没有及时检查和复查。

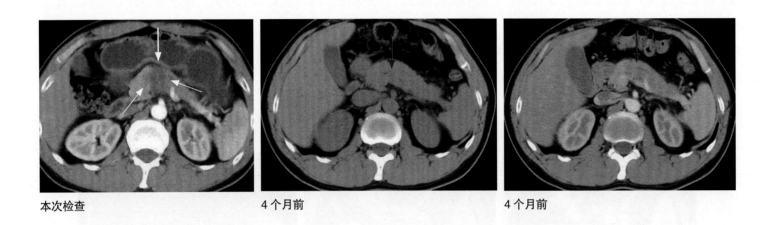

本次检查　　　　　　　　　　　4 个月前　　　　　　　　　　　4 个月前

点评

　　胰腺癌的发病往往"静静悄悄"，待慢慢长大，有时压迫胰管时，可导致胰管梗阻，从而引发急性胰腺炎；更令人沮丧的是，微小的肿块往往由于胰腺的水肿充血、坏死等而无法清晰显示。因此，应反复审读急性胰腺炎的影像图片，寻找有无微小异常，出院后 2 ~ 4 周内密切复查，前后对比，必要是再行超声内镜检查，尽全力排除胰腺癌的可能。

（蒋巍亮　王　伟）

病例 25　胰腺炎反复发作，或许已经走在肿瘤形成的路上

女性，55 岁，已婚。

● 反复胰腺炎 5 余年，近期出现腹痛加重。

● 腹部磁共振增强扫描 + 磁共振胆胰管成像提示慢性胰腺炎表现，胰头局部增大。

● 超声内镜发现胰头低回声占位，内部点片状高回声影，部分后方有声影（钙化），胰管节段性扩张，超声内镜细针穿刺细胞学检查显示胰腺癌。

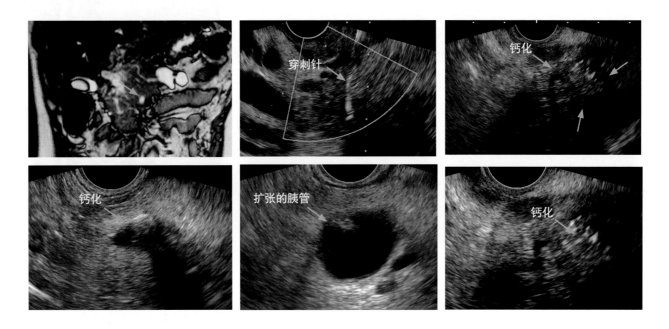

点评

　　炎症与癌症密切相关：胰腺受炎症刺激就会出现反复损伤，然后反复修复，当达到一定的程度就会导致局部异常增生，极易出现癌变。

（胡珊珊）

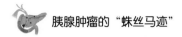
病例 26 有些急性胰腺炎，背后其实有推手

男性，58 岁，因"腹痛 1 年"于 2023 年 5 月入院，入院后肿瘤标志物 CEA 6.81 ng/mL，CA125 27.7 U/mL，轻度升高。

● 既往 1 年前因突发腹痛，在当地医院诊断为急性胰腺炎，保守治疗后好转。

● 6 个月前再次腹痛发作，在当地医院仍旧诊断为急性胰腺炎，保守治疗后好转。恢复后患者仍偶有腹痛不适。

● 遂来我院进一步行胰腺 CT 增强扫描，发现胰头有多发弱强化结节影、胰管有扩张，考虑胰头癌。

行扩大胰十二指肠切除术，术后病理诊断为胰腺导管腺癌。

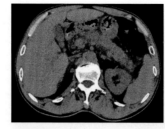 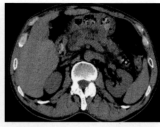

2022 年 6 月　　　　　　2022 年 6 月

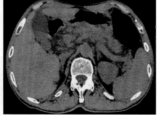 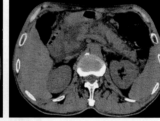

2022 年 11 月　　　　　　2022 年 11 月

点评

重新回顾该患者治疗过程可以看到，通过 CT 对比我们发现患者最初发病时胰管并未明显扩张，但在第 2 次胰腺炎后 4 个月（2023 年 3 月）开始出现胰管扩张、胰头部出现弱强化结节影，2 个月后（2023 年 5 月）发现胰管扩张愈发明显，同时出现肿瘤标志物轻度升高，最终和患者沟通后给予手术治疗，术后病理明确腺癌。因此对于胰腺炎患者，排除常见诱因以后，还需要警惕胰腺癌。

（周传力　田伯乐）

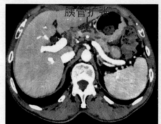 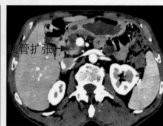

2023 年 3 月　　　　　　2023 年 3 月

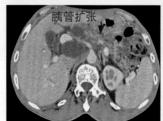 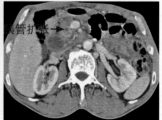

2023 年 5 月　　　　　　2023 年 5 月

病例 27　反复胰腺炎，或许只是胰腺癌前病变"耐不住性子"

男性，52 岁，腹痛伴恶心、呕吐，血淀粉酶及脂肪酶升高，诊断为急性胰腺炎入院，既往有两次胰腺炎病史，病因未明。

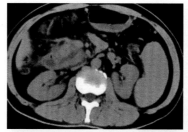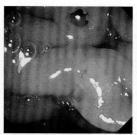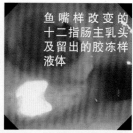

鱼嘴样改变的十二指肠主乳头及留出的胶冻样液体

- 腹部 CT 增强扫描示胰头及胰尾增大，密度欠均，边缘模糊，符合急性胰腺炎；胰头及胰尾部可见低密度影伴强化，考虑胰腺包裹性坏死，胰腺导管内乳头状黏液性肿瘤待排。

- 十二指肠镜示十二指肠主乳头及副乳头开口扩张，其中十二指肠主乳头呈鱼嘴样改变，内含有胶冻样液体潴留。EUS：胰腺多发囊性病灶，与扩张的主胰管及分支胰管相通，主胰管内见乳头样隆起，诊断为混合胰管型胰腺导管内乳头状黏液性肿瘤，癌变待排，建议先行手术治疗。

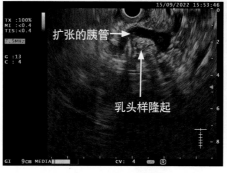

扩张的胰管→

乳头样隆起

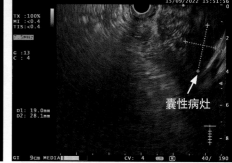

囊性病灶

点评

胰腺炎缓解后一定要积极寻找病因，排除肿瘤或导致肿瘤的癌前病变。胰腺导管内黏液性乳头状肿瘤为最常见的胰腺癌癌前病变，分为三型，即主胰管型、混合胰管型和分支胰管型。其中，主胰管型和混合胰管型癌变率最高，手术治疗为首选；分支胰管型癌变率较低，需要认真的专业检查后考虑是否给予手术。

（易　楠　王　伟）

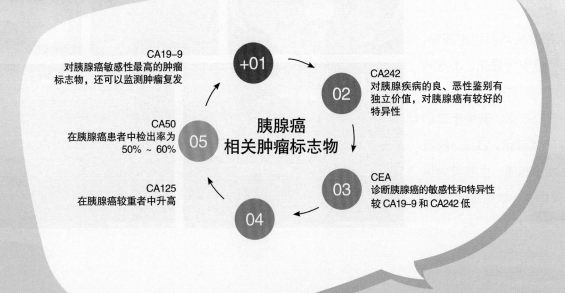

CA19-9
对胰腺癌敏感性最高的肿瘤
标志物，还可以监测肿瘤复发

+01

CA242
对胰腺疾病的良、恶性鉴别有
独立价值，对胰腺癌有较好的
特异性

02

CA50
在胰腺癌患者中检出率为
50% ~ 60%

05

胰腺癌
相关肿瘤标志物

CEA
诊断胰腺癌的敏感性和特异性
较 CA19-9 和 CA242 低

03

CA125
在胰腺癌较重者中升高

04

（马　骥　吴　蓉）

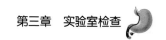

关键点 21 | 刚刚体检说肿瘤标志物正常，怎么就得胰腺癌了呢

胰腺肿瘤是一种非常善于伪装的肿瘤。

- 针对胰腺肿瘤检测的最敏感的肿瘤标志物为 CA19-9，其对胰腺肿瘤尤其是胰腺癌的灵敏度可达 90% 左右，其他消化系统肿瘤标志物如 CEA、AFP、CA125 等也会经常升高，但仅是针对中晚期癌而言。

- 研究发现，CA19-9 对早期胰腺肿瘤的灵敏度在 10% 以下，其他消化系统肿瘤标志物如 CEA、AFP、CA125 等更是低到可以忽略不计。

- 需要指出的是，Lewis 抗原（岩藻糖基转移酶）是 CA19-9 合成的关键酶，该抗原阴性的个体无法正常分泌 CA19-9，即使在晚期，其 CA19-9 的检查结果也往往是"正常"的，而该抗原阴性的个体临床上又被称为"CA19-9 假阴性"个体。

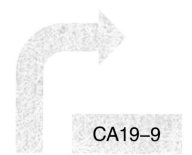

CA19-9

点评

　　胰腺肿瘤是一个需要结合患者生活习惯、病史、实验室检查及影像学检查甚至需要后续随访复查才能确定、确诊的一种疾病，肿瘤标志物不能作为诊断的关键或唯一标准。

（陈聪颖　王　伟）

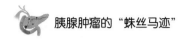

病例 28 CA 19-9 正常，也有可能是胰腺癌

男性，73 岁，左上腹隐痛不适 9 个月。

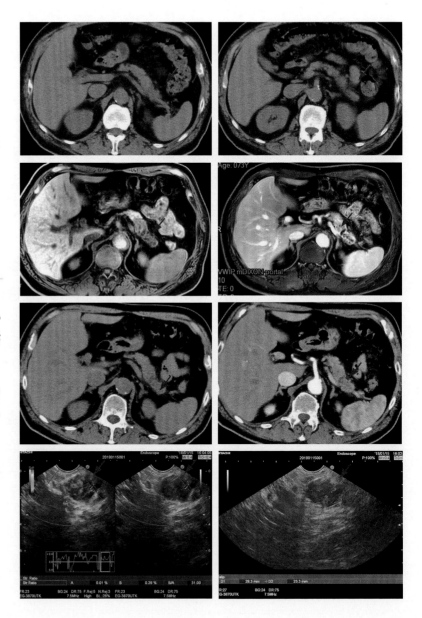

- 腹部磁共振成像示胰腺尾部占位性病变，考虑恶性肿瘤，遂收住院。
- 入院检查：CA 19-9 <0.8 U/mL，CEA 7.77 ng/mL。
- 行胰腺 CT 增强扫描及超声内镜检查，考虑胰腺癌。

予以手术治疗，术后病理示胰腺导管腺癌、慢性胰腺炎伴高级别上皮内瘤变。

点评

　　CA 19-9 为筛查胰腺疾病的重要指标，但是其正常绝不意味没有问题。约 10% 胰腺癌患者 Lewis 抗原为阴性，但其 CA19-9 并不升高，其他肿瘤标志物可不升高，也可以升高，如 CEA 和（或）CA125。

　　本例患者 CA19-9 非常低，低于临床无法检测出的最低数值，因此，临床实践中，万不可将 CA 19-9 正常作为排除胰腺或其他脏器疾病的证据，更不可将其正常作为否定行进一步检查的依据。

关键点 22 ｜ CA19-9 升高，就是胰腺癌？

CA19-9 对胰腺肿瘤尤其是胰腺癌的敏感性最高，是目前国际上唯一认可的可用于筛查、诊断及监测进展及评价治疗效果的肿瘤标志物。

● CA19-9 升高并非只见于胰腺肿瘤，其在胆囊或胆管肿瘤、肺部肿瘤、乳腺或妇科肿瘤、甲状腺肿瘤、胃或结肠肿瘤等其他部位肿瘤中也常升高。

● 在良性疾病，如胰腺炎、胆囊炎、胆结石、胆管炎、甲状腺炎、肝硬化、糖尿病、胃肠炎、结直肠息肉等中也会升高。

● 女性生理期，如妊娠和月经期间，有时也会升高。

● 在少数罕见疾病或健康人群中也会不明原因升高……

CA19-9

点评

　　发现 CA19-9 升高后，不必惊慌失措，认真检查、排查非常重要。对一时不明原因的 CA19-9 升高，短期内复查是非常必要的。

（陈聪颖　王　伟）

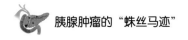

病例 29　CA19-9 越来越高，千万要重视

男性，83 岁。无烟酒嗜好，无糖尿病病史。

- 体检发现 CA19-9 进行性升高 4 年，从 40 U/mL 多升至几百上千。外院 2 年前行腹部超声及 CT 等检查未见异常。患者"能吃能喝，也没有感觉什么不舒服"，没有到大医院检查。本次因儿子督促来我院就诊。
- 入院检查：CA19-9 >2001.00 U/mL，余肿瘤标志物、血糖等正常。胰腺磁共振增强扫描示肝左叶肿块，考虑恶性肿瘤，同时发现胰腺萎缩、主胰管稍扩张。腹部 CT 增强扫描示肝左叶占位，胆管细胞来源恶性病变可能。
- 超声内镜示胰腺钩突部近肝门处见一低回声病灶，质地较硬，其中一个截面直径为 26.0 毫米，边缘较规则；肝左叶肝内胆管管壁毛糙、僵硬。行腹腔镜下左半肝 + 胆囊切除术，术后病理诊断为肝内胆管腺癌。

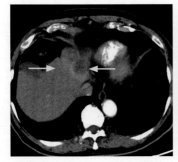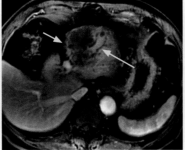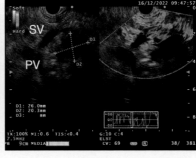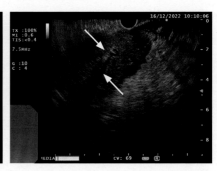

点评

　　肿瘤标志物 CA19-9 进行性升高，一定要引起高度重视。除胰腺疾病外，肝胆疾病也会引起 CA19-9 升高。

病例 30　CA19-9 可作为监测癌变的标志物之一

女性，60 岁。体检行腹部超声发现胰腺占位半个月，无烟酒嗜好，无糖尿病病史。

● 入院检查：CA19-9 稍高（54.80 U/mL，参考值为 37 U/mL），余肿瘤标志物 CEA、CA125、AFP 等均正常，血糖、肝肾功能等均正常。

● CT 增强扫描示胰腺体尾部一不规则囊性壁厚低密度灶，内见厚分隔影，增强扫描后见囊壁及分隔呈现中等程度强化。

● 超声内镜示胰腺体尾部一不规则无回声病灶，壁厚、欠光滑，部分囊壁见相连的不规则等回声影及高回声分隔。

予以手术治疗，术后病理示胰腺黏液性囊性肿瘤伴局灶高级别上皮内瘤变（癌变了）。

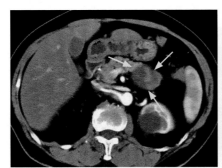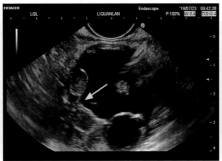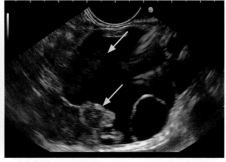

点评

　　CA19-9 作为常规体检的肿瘤标志物之一，对胰腺肿瘤的早期诊断虽然阳性率较低，但仍具有积极意义。

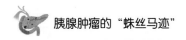

病例 31 CA19-9 正常并非意味着没有癌变

男性，68 岁。吸烟每天 20 支，持续 40 余年。无饮酒嗜好。糖尿病病史 10 年。

● 体检发现胰腺占位。

● CA19-9、CEA、CA125、AFP 等肿瘤标志物均正常。

● 磁共振增强扫描示胰腺钩突部一 3 厘米 ×4 厘米囊性占位。超声内镜示胰腺钩突部与胰管相通的囊肿内多发高及等回声影，分布不规则。综合上述，癌变风险高，手术指征明确。

术后病理示胰腺导管内乳头状黏液性肿瘤伴局灶高级别上皮内瘤变（原位癌）。

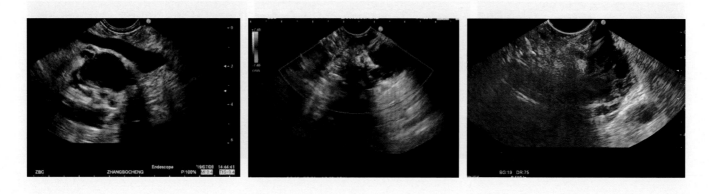

点评

　　CA19-9 等肿瘤标志物对早期胰腺癌的灵敏度较低，阴性（肿瘤标志物正常）不意味着囊性病灶（或癌前病变）没有发生癌变。对癌变的监测，密切的影像学复查及精细的超声内镜扫查，是非常必要的。

病例 32　其他肿瘤标志物：CEA

女性，68 岁，无烟酒嗜好。

- 近 2 个月发现血糖升高，服用格列齐特缓释片及二甲双胍，血糖控制好，查血糖 5.29 mmol/L；最近 1 个月感觉"胃有点疼"。
- 肿瘤学指标：CEA 18.32 ng/mL（参考值 5 ng/mL），CA19-9、CA125、AFP 等正常；肝肾功能等均正常。
- CT 增强扫描、磁共振增强扫描及超声内镜确诊胰腺颈部占位，临床诊断为胰腺癌。

予以胰体尾切除术 + 脾切除术，术后病理示胰腺导管腺癌。

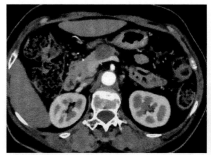
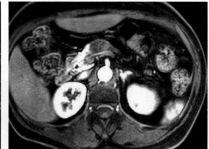
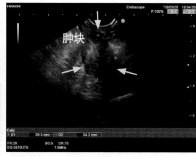
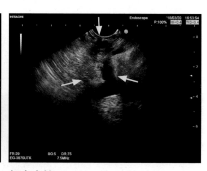

CT 增强扫描　　　　磁共振增强扫描　　　　超声内镜　　　　超声内镜

点评

CEA 升高，临床往往首先想到的是胃肠肿瘤，但有些情况下，胰腺肿瘤也会剑走偏锋。

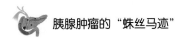
病例 33　其他肿瘤标志物：CA125

女性，75 岁，平素无烟酒嗜好，无糖尿病病史。因持续腹痛 2 周余入院。

● 外院就诊，血清淀粉酶 2608 U/L，脂肪酶 5991U/L，CT 见胰腺头部一直径约 2 厘米占位，考虑急性胰腺炎。

● 入院后检查，CA125 118.70 U/mL（参考值 <35 U/mL），CA19-9、CEA、AFP 等肿瘤标志物及血糖正常；肝功能受损，其中前白蛋白 125 mg/L（参考值 180 ～ 380 mg/L），白蛋白 32 g/L（参考值 35 ～ 55 g/L），碱性磷酸酶 775 U/L（参考值 36 ～ 126 U/L），γ - 谷氨酰转移酶 813 U/L（7 ～ 64 U/L）。

● CT 增强扫描、磁共振增强扫描及超声内镜示胰腺头部及钩突部恶性肿瘤，相应水平胆胰管中断、梗阻，胆囊肿大，胆囊炎伴胆汁淤积，胰颈体尾部饱满、信号异常伴腹腔多发假性囊肿形成。

予以胰十二指肠根治术，术后病理示胰腺导管腺癌。

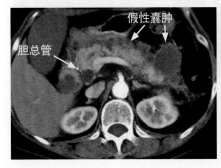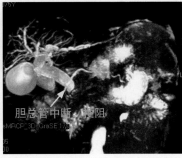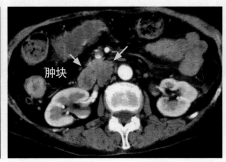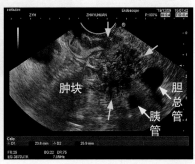

点评

　　研究发现，CA125 在胰腺肿瘤中有时也会升高，且往往与较差的预后相关，务必警惕。

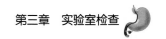

关键点 23 | 我要查一下淀粉酶，看一下胰腺有没有肿瘤

血清淀粉酶是人体中一种重要的淀粉水解酶，对食物中多糖化合物的消化起重要作用。

血清淀粉酶主要由胰腺和唾液腺分泌，当胰腺组织发生炎症或损伤时，淀粉酶可进入外周血并经尿液排出体外，使得血清和尿液中的淀粉酶水平升高。

血清淀粉酶主要对急性胰腺炎、慢性胰腺炎急性发作、肿块较大或其卡住胰管导致胰管梗阻时的诊断有意义（此时，腹痛往往是最主要症状）。

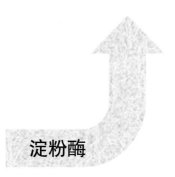

淀粉酶

点评

　　针对能吃能喝、没有什么不舒服的一般人群而言，选用淀粉酶去筛查胰腺肿瘤，意义几乎为零。

（陈聪颖　王　伟）

作为一线早筛早诊方法，CT、磁共振成像等传统影像学检查在胰腺肿瘤的诊疗中发挥着巨大的作用；同时，还有许多细节需要注意……

腹部彩超或肝胆胰 B 超，对早期胰腺肿瘤的筛查意义近乎于零……

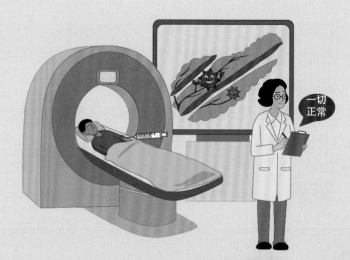

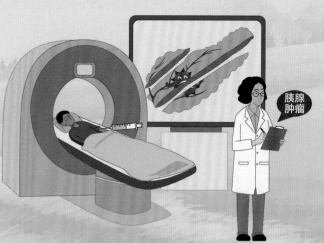

关键点 24 | CT 平扫筛查早期胰腺肿瘤，难以胜任

- CT 平扫是相对于增强扫描而言，区别在于平扫不需要在身体内注入造影剂。
- CT 增强扫描通过静脉注射非离子型碘剂等对比剂，可以更清晰地显示病灶。同时，CT 增强扫描需在不同时间段进行多次扫描，使得病灶与正常组织的对比更为清晰，尤其是对小病灶、早期病灶而言。
- 我们看一下这位女士的 CT：64 岁，腹痛 10 天来诊，CA19-9 40.9 U/mL。CT 平扫示仅见胰管扩张，CT 增强扫描显示胰体部肿块。

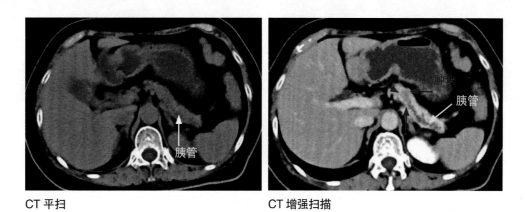

CT 平扫　　　　　　　　　　　　　　　　CT 增强扫描

点评

　　对于疑似肿瘤病例，先用 CT 平扫，如果发现问题或可疑问题尤其是肿瘤性疾病时再进一步进行 CT 增强扫描，这一观点对于诊断胰腺肿瘤而言，非常危险。普通 CT 平扫对病灶的显示比较模糊，尤其是对于筛查和诊断早期的小病灶而言，其非常容易漏诊。

（朱乃懿　王　伟）

病例 34　CT 平扫筛查胰腺疾病，漏诊可能性很大

我们看一下这位 72 岁老爷子的 CT 片子，他接受了胰十二指肠切除术，术后病理示胰腺神经内分泌肿瘤。

我们看到，在 CT 平扫时胰腺头部未见异常，甚至在 CT 增强扫描时，增强动脉期和门脉期的胰腺头部基本正常，到了延迟期时，胰腺头部结节样隆起才开始显现。

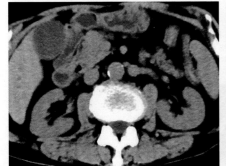 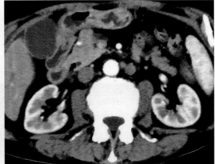 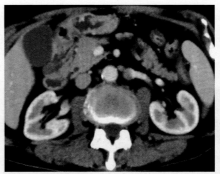 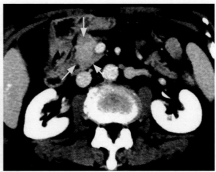

CT 平扫基本正常　　　　CT 增强动脉期基本正常　　　CT 门脉期基本正常　　　CT 延迟期病灶显现

点评

　　胰腺肿瘤的"伪装术"堪称完美，试图用 CT 平扫筛查胰腺疾病的做法，漏诊风险极高；而且，由于已经做过了 CT 检查，再次建议进行 CT 增强扫描时，患者及家属有时非常难以理解，增加了沟通难度。

病例 35 腹部 CT 平扫筛查，太悬乎

男性，55 岁，2 个月前无明显诱因出现消瘦、血糖升高（具体数值不详），伴上腹不适，呈间歇性隐痛，伴便秘，有下腹坠胀感，进食后加重。

- 外院就诊，诊断为 2 型糖尿病并多个并发症，进行腹部 CT 平扫，未给出腹部相关诊断，予以降糖、对症治疗后出院，患者未感明显好转。
- 12 天前因腹部疼痛加重至我院，行腹部 CT 增强扫描提示胰腺体尾占位及腹腔、腹膜多发结节强化，考虑诊断为胰体尾癌伴腹腔及肝脏多发转移可能。

予以超声内镜扫查及穿刺细胞学诊断，结果显示胰腺腺癌。遂予以化疗。

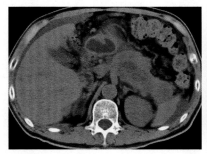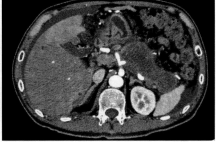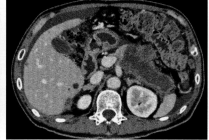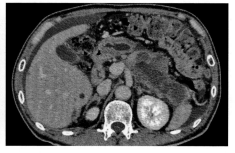

点评

腹部 CT 平扫很有可能遗漏小胰腺癌，尤其是对于血糖突然升高等高风险人群，若检查结果"正常"，不可就此停止，而应该继续进行 CT 增强扫描、磁共振增强扫描，有经验专业医师甚至会给予详细的超声内镜等检查。当然，若一开始摒弃 CT 平扫，直接进行 CT 增强扫描、磁共振增强扫描，就更好。

（胡维书　王槐志）

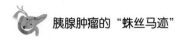
病例 36　CT 平扫看胰腺，太容易漏诊

男性，69 岁。

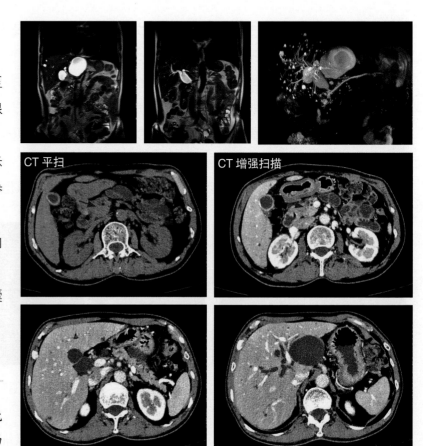

- 上腹胀 1 月余，进食后明显，伴食欲下降，短期内体重下降约 5 kg，至当地医院消化内科就诊，行腹部 CT 平扫提示肝巨大囊肿，未发现胰腺病灶。

- 为求进一步治疗以"肝囊肿"首诊来我院，入院后抽血、查肝功能，提示谷丙转氨酶 168.18 U/L（参考值：0 ~ 40 U/L），总胆红素 22.46 μmol/L（参考值：3.4 ~ 17.1 μmol/L），CA19–9 144.80 U/mL（0 ~ 37 U/mL）。

- 行上腹部 CT 增强扫描及磁共振胆胰管成像等，临床诊断为胰腺癌伴肝内外胆管扩张。

予以手术治疗，术后病理示胰腺高 – 中分化导管腺癌、伴胆总管及胆囊累及。

点评

　　有些居民常把饭后腹胀、食欲差当作胃病草草治疗，殊不知也有可能是胰腺癌在作祟。胰腺本身与消化吸收息息相关，而其症状与常见的胃肠肝胆疾病症状相似，故非常容易误诊漏诊。本例患者起初外院行腹部 CT 平扫提示肝巨大囊肿，因大多数胰腺癌病灶在 CT 平扫时与正常胰腺组织密度相仿，很难发现胰腺异常病灶，故导致漏诊以肝囊肿入院。笔者科室予以腹部 CT 增强扫描后方才发现胰腺低密度病灶，因此及时针对性地行 CT 增强扫描对胰腺疾病的早发现、早治疗有重要意义。

（谭明达　王槐志）

关键点 25 | 为什么要用 CT 增强扫描筛查胰腺病变

关键就是清晰度。

女性，71 岁，已婚。体检发现胰腺钩突可疑占位 3 周。术前行上腹部 CT 平扫示胰腺钩突部增大，密度不均匀减低；CT 增强扫描示胰腺钩突部可见一乏血供占位，长径约 30 mm，边界较清。考虑胰腺癌，予以胰十二指肠切除术治疗。术后病理结果考虑胰腺钩突浆液性囊腺癌。

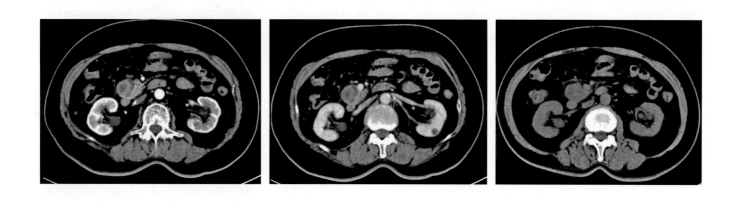

点评

　　胰腺恶性肿瘤多为乏血供病变，CT 增强扫描时由于肿瘤组织强化程度低于正常胰腺组织，因此肿瘤部位较正常胰腺组织有明显的强化对比差异，病灶边界可清晰显示，同时还可进一步观察病灶对邻近周围组织、血管的侵犯情况。

（王中领）

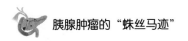
关键点 26 | 胰腺 CT 薄层动态增强扫描为什么比上腹部 CT 增强扫描更清楚

- 无论是 CT 还是磁共振成像，都是通过扫描和计算机处理器运算后最终把脏器"切成"一个个截面进行观察。

- 这与下面的现象相似：面包里面有个小葡萄干，我们一刀切开，如果葡萄干在切面上，我们就能看到，但如果葡萄干不在这个切面上，我们就看不到了，即不知道这个面包里面有什么；如果我们再切一刀，恰好切到了，就看到葡萄干了，如果没切到，就看不到……因此，切得越薄，看到葡萄干的可能性越大；切得越厚，看到葡萄干的可能性小。

- 胰腺 CT 增强扫描专门针对胰腺，"切"的层面远较上腹部 CT 增强扫描"薄"。

- 当然，切得再"薄"，也有限度；同时，疾病越早期，病灶越小（尤其是 1 厘米甚至 5 毫米以下病灶），与周围正常组织差异细微或无，导致其在医师眼皮底下"逃脱"。

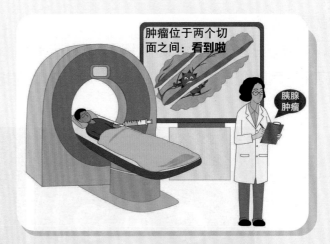

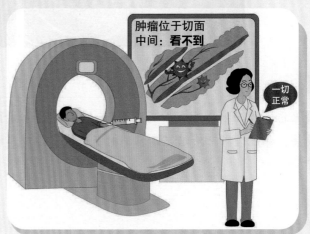

病例 37 胰腺 CT 动态增强扫描比普通 CT 增强扫描更清晰

我们看一下这位男士的 CT。

男性，57 岁，腹痛 6 周，入院检查示 CA19-9 8.5 U/mL；常规 CT 示胰腺体部局部萎缩，未见明显肿块；CT 薄层增强扫描示胰腺体部小肿块（1.1 厘米）。

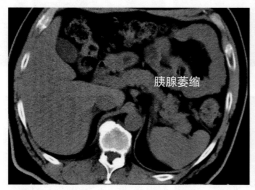 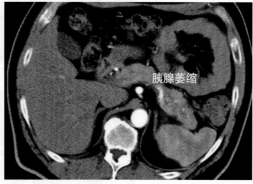 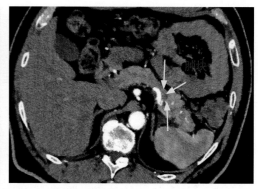

CT 平扫 上腹部 CT 增强扫描 胰腺 CT 薄层增强扫描

点评

胰腺 CT 薄层增强扫描的层次更薄，尤其适用于筛查胰腺早期小病灶肿瘤。对一旦漏诊后果就非常严重的胰腺疾病而言，CT 增强扫描是必要的，有条件的话，更建议做"胰腺 CT 增强扫描"。

（朱乃懿）

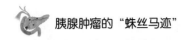

病例 38　胰腺磁共振动态增强扫描较磁共振普通增强扫描更为清晰

男性，44岁，未婚。

- 3周前无明显诱因出现食欲减退，伴偶发恶心；1周前发现皮肤黄染，小便颜色加深。

- 胰腺磁共振动态增强扫描显示胰腺钩突部见一长径约42毫米占位性病变，其内信号欠均匀，动态增强后病灶内实性成分及分隔呈渐进性强化。

- 入院后行根治性胰十二指肠切除术，术后病理示胰头部导管内乳头状黏液性肿瘤伴相关浸润性癌（胶样癌）。

点评

　　动态增强是一种影像成像技术，即在注入造影剂后，对选定的层面进行连续、重复采集，以获得病灶的一系列增强图像。相较于平扫，动态增强可以提供病灶内更多的循环和血流动力学信息，反映病灶的血流灌注状态，对鉴别肿瘤良恶性具有重要意义。

（王中领）

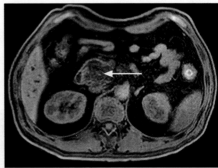
平扫

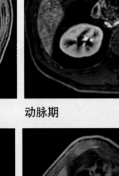
动脉期

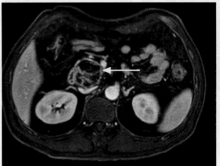
静脉期

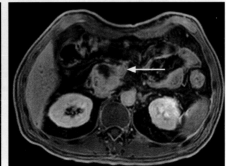
延迟期

关键点 27 为什么做 CT 了，医师还要我做磁共振成像？

关键是各有优势，目标是为了更精准地治疗疾病。

我们看一下这位老爷子的病历。

男性，73 岁，已婚，因糖尿病入院治疗，入院检查后发现 CA19-9 异常升高。

● 上腹部 CT 增强扫描显示胰头部形态异常，增强后呈相对稍低强化，边界欠清。

● 上腹部（胆道）磁共振增强扫描显示双管征，胰头部弥散受限，增强后病灶清晰显示。

入院后行根治性胰十二指肠切除术，术后病理诊断为胰头部中-低分化腺癌。

点评

　　CT 增强扫描可以清楚观察胰腺的形态，明确病灶的浸润和转移情况，但对等密度的小病灶检出率较低。磁共振成像拥有多参数、多平面扫描的优势，且磁共振胆胰管成像可以清晰显示胆胰管系统全貌，DWI 序列可以提示病灶的良恶性，可以从多角度观察到胰腺相对较小的隐匿性病灶及浸润情况。故在临床实践中，医师为了更为精准地选择和制定治疗方案，往往需要多方检查，尽量多地采集病灶及与病灶有关的细节信息。

（王中领）

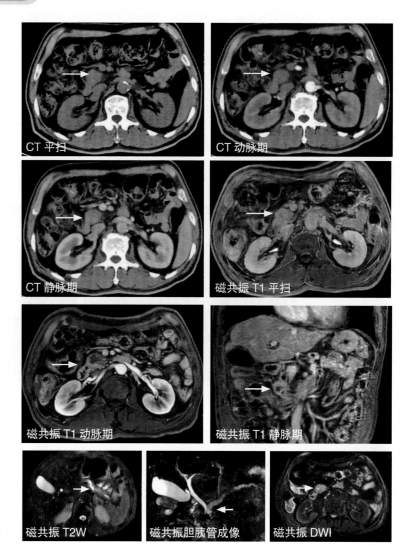

CT 平扫　　　　CT 动脉期
CT 静脉期　　　磁共振 T1 平扫
磁共振 T1 动脉期　　磁共振 T1 静脉期
磁共振 T2W　　磁共振胆胰管成像　　磁共振 DWI

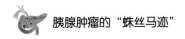

病例 39　磁共振增强扫描可提供更多的诊断信息

男性，76 岁，已婚。

● 因"大便形状改变 1 年余"行腹部 CT 平扫时发现胰腺钩突占位。

● 入院后术前上腹部磁共振平扫显示胰腺钩突信号欠均匀，边界欠清。行磁共振增强扫描，显示胰腺钩突部可见一不规则乏血供占位，边界清，初步考虑为胰腺恶性肿瘤。

● 行经内镜逆行胆胰管成像，胰头涂片病理结果显示核大异型细胞（团），考虑为腺癌。

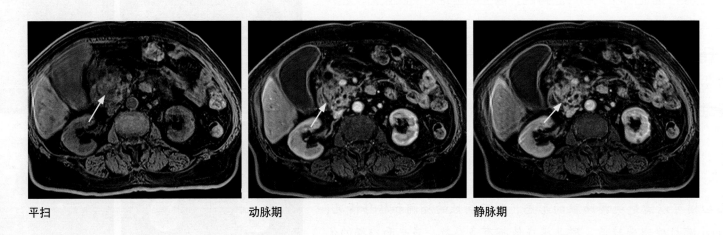

平扫　　　　　　　　　　　　动脉期　　　　　　　　　　　　静脉期

点评

　　磁共振成像可以提供更多的诊断信息，有利于提高胰腺癌的检出敏感性，但磁共振平扫对于胰腺占位的定性诊断较为困难，特别是与胰头部肿块型胰腺炎的鉴别，这时常需联合借助磁共振增强扫描，以提供更多关于病灶血供情况及周围组织侵犯情况。

（王中领）

关键点 28 ｜ 胰腺肿瘤的筛查，首选 CT 还是磁共振成像

胰腺 CT 增强扫描和磁共振成像各有自己独特优势。

● 无论是筛查早期实性肿瘤还是早期囊性肿瘤，胰腺磁共振增强扫描显然更为优秀一些。

● 由于 CT 普及率更高，磁共振成像读片难度较大，多数情况下，首选胰腺 CT 增强扫描也是非常有效的。

● 对未开展胰腺 CT 增强扫描的医疗中心而言，可选择上腹部 CT 增强扫描。

例如，下述这位先生的资料：57 岁，腹痛 6 周，CA19–9 8.5 U/mL。

● 常规 CT 增强扫描：胰腺体部局部萎缩，未见明显肿块。

● 磁共振平扫 + 增强扫描：胰腺体部小肿块（小于 2 厘米）。

（朱乃懿　王　伟）

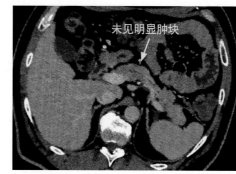

CT 增强扫描

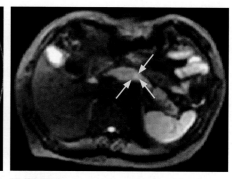

磁共振平扫

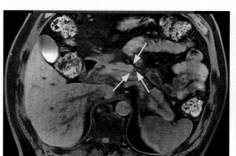

磁共振平扫

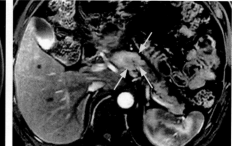

磁共振增强扫描

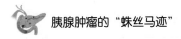

关键点 29 | 腹部彩超看早期胰腺肿瘤：有点儿力不从心

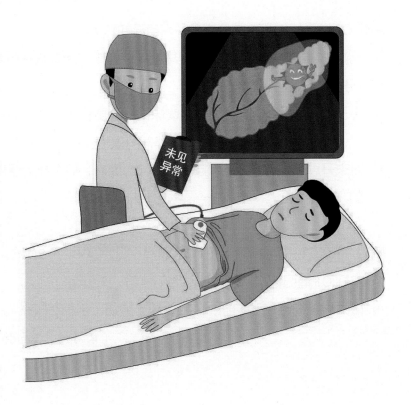

- 超声波特性之一是"怕"空气，而腹部彩超要"看"位于胃十二指肠后方的胰腺，必须越过包含空气的胃和十二指肠，这使得其视野受到了极大影响，也因此，其对胰腺及其周围微小结构的改变无法显示清晰，尤其是胰腺的头部及钩突部。

- 超声波的特点是频率越高分辨率越高，但其组织穿透力越差，即"看"到远处病灶的能力越差。由于胰腺"躲"在胃十二指肠后方，腹部彩超为了"看到"远距离的胰腺，不得不以牺牲分辨率的代价来降低频率（常用的频率为 3.5 MHz），这使得腹部彩超观察微细变化的能力进一步降低。

点评

由于受胃十二指肠内空气的影响及解剖位置深的先天不利因素，不建议将腹部彩超作为早期胰腺肿瘤的筛查方法。然而，临床实践中腹部彩超有时却能看到较大的胰腺肿瘤或胰腺肿瘤产生的间接征象（如胰管轻度扩张等），为临床诊疗提供了有益的线索。

第五章　超声内镜检查

超声内镜检查是胰腺肿瘤早筛早诊最大进展之一……

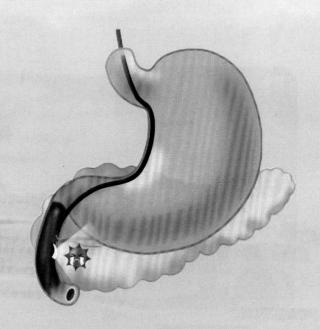

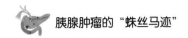

关键点 30 | 超声胃镜是什么，我刚做过胃镜啊

两者天壤之别，根本不是一回事。

超声内镜主要包括超声胃镜和超声肠镜。

以超声胃镜为例，其给人的感觉好像就是在做胃镜，但实际的内涵完全不是一个级别。

● 胃镜、十二指肠镜检查，只能看到食管、胃及十二指肠黏膜的部分。

● 超声胃镜由于在其头端加了高清超声探头，相当于给了医师第三只眼睛，可以清晰观察食管、胃及十二指肠黏膜下、黏膜外的构造。

因此，在超声胃镜医师面前，是有两个显示器的（或者一个显示器分为两部分），一个是白光镜下食管、胃及十二指肠腔内情况（胃镜），一个显示的是超声扫查下的结构及病灶情况。

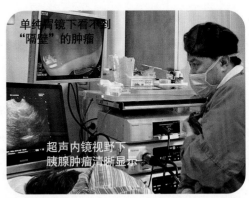

超声内镜检查：王 伟

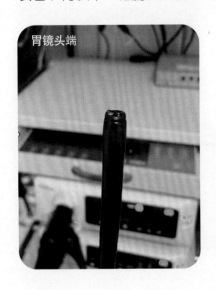

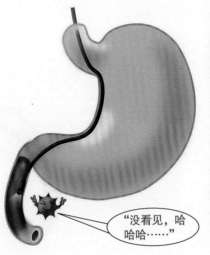

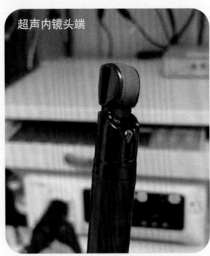

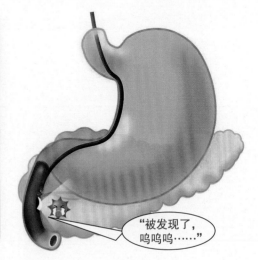

关键点 31 | 不就是换了个观察的位置吗，其他方面，超声胃镜和腹部彩超也没啥区别

- 首先，超声波是非常"怕"空气的，空气像一堵墙，阻挡着超声波的前进；但非常"喜欢"水，水中前进的超声波"畅通无阻"。

- 腹部彩超观察胰腺，需越过包含空气的胃和十二指肠，这使得其视野受到了极大影响，也因此，其对胰腺及其周围微小结构的改变，无法显示清晰，尤其是胰腺的头部及钩突部。

- 超声胃镜紧贴着胃壁、十二指肠壁观察，避免了空气的干扰；而且若有空气阻隔其中的话，还可注水以"挤出"空气，这使得其清晰度远高于传统的腹部彩超、CT、磁共振成像等影像学检查。

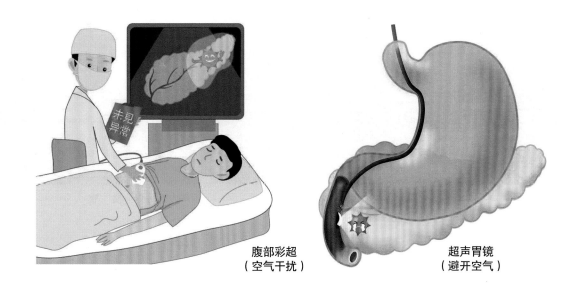

腹部彩超
（空气干扰）

超声胃镜
（避开空气）

（王 伟 李 静 徐洪雨 易 楠）

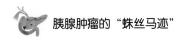
关键点 32 | **不就是换了个观察的位置吗，其他方面，超声内镜和腹部彩超也没啥区别（续）**

- 其次，超声波的特点是频率越高，分辨率越高，识别小病灶或微小改变的能力越强，但同时，由于波长缩短、组织穿透力变差，"看"到远处病灶的能力越差；反之，分辨率越低，识别小病灶或微小改变的能力越弱，但扫查范围深，"看"到远处病灶的能力越强。

- 由于胰腺"躲"在胃十二指肠后方，腹部彩超为了"看到"远距离的胰腺，不得不以牺牲分辨率的代价来降低频率（常用的频率为 3.5 MHz），以至于对小或微小病灶的显示常常"无可奈何""无能为力"。

- 而超声内镜可以紧贴和透过胃壁、十二指肠壁对胰胆及周围结构进行近距离观察，完全可以通过提高频率（常用的频率为 7.5 MHz，可根据需要在 5 ~ 12 MHz 之间调整）尽量增加分辨率，故对小病灶、微小病灶的筛查、甄别能力具有独特的先天优势。

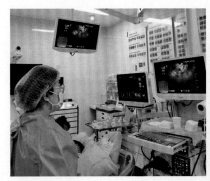
超声内镜检查：李 静

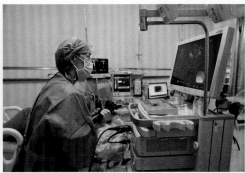
超声内镜检查：徐洪雨

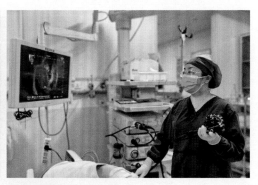
超声内镜检查：易 楠

点评

　　超声内镜紧贴着胃壁、十二指肠壁观察，避免了空气的干扰，且使用的是高频超声波观察，这使得其清晰度远远高于传统的影像学检查，对 1 厘米以下尤其是 5 毫米以下的细微结构变化，具有先天优势。

（王 伟 李 静 徐洪雨 易 楠）

关键点 33 | CT 增强扫描和磁共振增强扫描我都做了，为什么还建议我去做超声内镜呢?

就空间分辨率而言，超声内镜为目前诊断胰胆管疾病的最先进技术。

第一点：

● 无论是 CT 还是磁共振成像，都是通过扫描和计算机处理器运算后最终把脏器"切成"一个个截面进行观察：切得越厚，落到切面上的病灶越小（或无），与周围组织对比越微小，看到小病灶的可能性越小；反之，切得越薄，落到切面上的病灶越大，与周围组织对比越明显，看到小病灶的可能性越大，但临床上不可能切到无限薄……

● 超声内镜则不同，其是由医师操作高清超声探头，对病灶进行 360° 的全方位的仔细扫查，尤其是对重点或可疑部位，可以反复多角度无死角的扫查，故在资深超声内镜医师的操作下，1 ~ 2 毫米甚至更小的病灶都能被清晰显示。

第二点，就是对病灶的性质及显像的原理不同：有些病灶在 CT 或磁共振成像平面总是无法显示清楚，而在高清超声探头下面，却是一览无余。

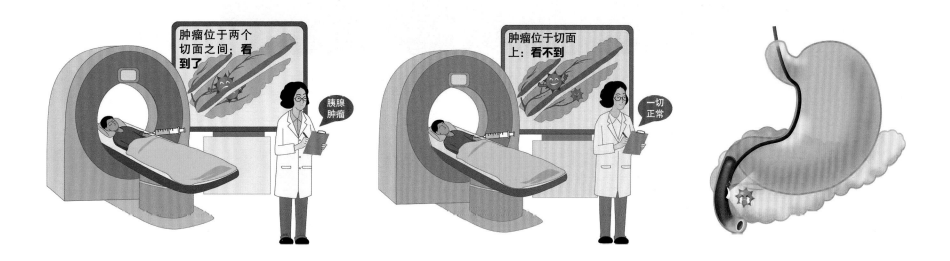

关键点 34 | 超声内镜的最大优势是细节，是对早期微小病灶的显示

如前所述，在高级超声内镜医师手里，超声内镜能看到一些传统影像学看不到的一些细节和病灶，尤其是对于 5 毫米以下的病灶，是传统影像学非常有益的补充，可为临床治疗提供更多信息。

我们看一下这个病例，在这个 8.5 毫米 ×7.4 毫米的囊肿里面，3.3 毫米的结节清晰可见。

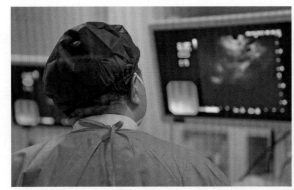

超声内镜检查：王 伟

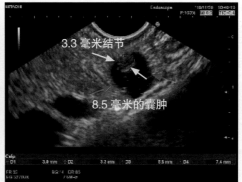

超声内镜

点评

超声内镜的优势有时也是劣势：其对小病灶的检出及对微小改变的甄别，几乎完全依赖于操作医师的经验、对疾病的理解及医学修养；也因此，超声内镜检出率及其对疾病诊断的准确率在各家医疗中心往往差异很大。

病例 40   超声内镜使疾病的信息更为完整

我们看一下这位胰腺神经内分泌肿瘤的先生（男性，74 岁）。他的 CT 增强扫描显示，在胰腺颈部有一个小病灶（白色箭头），但是，在超声内镜检查时，除了这个病灶（白色箭头）外，我们还发现了 CT 没有发现的更小病灶（4.2 毫米，红色箭头）。

于是，为下一步检查和手术治疗，提供了非常宝贵的信息。

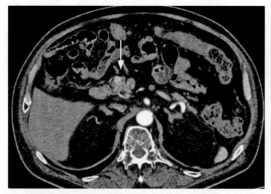

CT 发现病灶：神经内分泌肿瘤

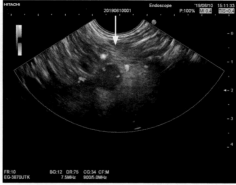

CT 发现的病灶在超声内镜下的显示

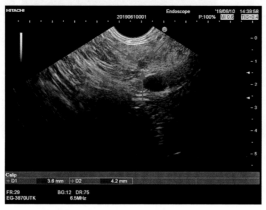

超声内镜发现的新病灶（CT 未显示），即神经内分泌肿瘤还有第 2 个病灶

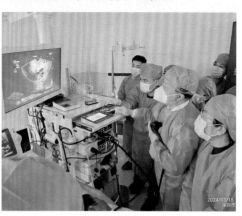

超声内镜诊疗：王　伟

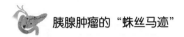

病例 41　超声内镜可及时弥补和修正传统影像学的缺陷和不足

我们看一下这位 61 岁的男性患者确定治疗方案时的检查情况。

● 该先生的 CT 和磁共振成像均显示十二指肠大乳头开口处、肝内外胆管管壁弥漫性环形增厚伴异常强化，以胆总管下段、十二指肠大乳头开口处、肝左叶肝内胆管管壁增厚较明显，肝左叶实质明显萎缩；十二指肠大乳头开口处、肝内外胆管扩张，胆囊壁增厚毛糙，胆囊内见几枚环形致密影；肝门区见数枚淋巴结影显示。诊断为十二指肠大乳头、胆道弥漫性炎症性改变，累及主胰管近汇合处，轻度低位胆道梗阻，肝左叶萎缩；胆总管下段、胆囊管、胆囊结石。

● 接下来的问题是，壶腹部有无病灶，胆道梗阻的原因仅仅是结石吗，有无肿瘤存在等诸多疑问尚待解决。

● 遂行超声内镜检查，显示胆囊及胆总管结石，胆总管管壁均匀增厚（胆总管炎），壶腹部及胰腺并无肿瘤存在。遂行内镜取石，术后患者很快恢复出院。

点评

　　超声内镜的临床应用，弥补了传统影像学的缺陷和不足，极大地提高了临床诊断的准确率，避免了不必要手术。

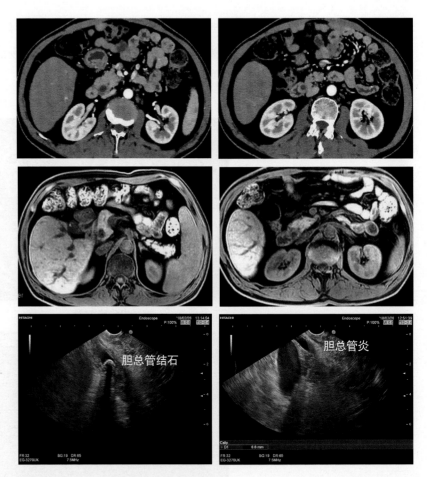

病例 42 超声内镜可协助临床医师修正诊疗方案

男性，73岁，无烟酒嗜好，无糖尿病病史。体检发现胰腺包块7天。

● 7 天前体检时行超声检查发现胰腺前方低回声占位。无腹痛、腹胀，无恶心、呕吐，无皮肤、巩膜黄染等。当地医院腹部 CT 增强扫描提示胰腺颈体区肿瘤性病变，考虑恶性肿瘤。

● 遂至我院，行上腹 CT 增强扫描：胰腺头颈部弥漫性病灶伴远端胰管囊性扩张，考虑胰腺癌？腹腔干起始部管腔重度狭窄，门静脉主干、脾静脉近汇合处与病灶分解不清，管腔明显变窄。

● 超声内镜：胰腺头颈部实性团块，约 5.3 厘米 ×4.5 厘米，内部回声偏低且不均匀，边界清楚，肿块与腹腔干、门静脉主干、脾静脉分界似乎尚清，血管受压。胰腺体尾部胰管扩张。超声造影示病灶呈延迟性周边强化，内部弱强化。超声内镜引导细针穿刺活检术提示胰腺导管内乳头状黏液性肿瘤。

行全胰十二指肠切除手术治疗，术后病理示胰腺导管内乳头状黏液性肿瘤伴癌变。

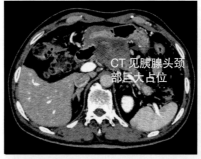

CT 见胰腺头颈部巨大占位

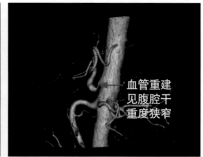

血管重建见腹腔干重度狭窄

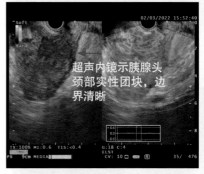

超声内镜示胰腺头颈部实性团块，边界清晰

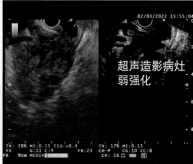

超声造影病灶弱强化

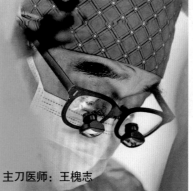

主刀医师：王槐志

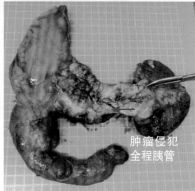

肿瘤侵犯全程胰管

点评

　　胰腺占位病灶首先需要确定是否为胰腺癌，若是胰腺癌病灶且侵犯血管的话，手术切除机会则彻底丧失。超声内镜是目前胰腺肿瘤定性和定位诊断的最精准方法。当 CT 增强扫描、磁共振增强扫描等难以抉择时，可以选用超声内镜扫查以进一步寻找是否有微细病灶特征。最终，该病例经超声内镜检查，排除了单纯的胰腺癌，手术指征得以重新拾起。

（张　涛　王槐志）

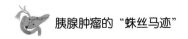

关键点 35 | 超声内镜还可对不明原因的微小病灶穿刺后进行细胞学检查

除了清晰显示细节和微小病灶外，超声内镜还可对微小病灶进行穿刺，取出病灶的部分细胞和组织进行细胞学和病理学检查，进一步提高诊断的准确性。

我们看一下这位 61 岁先生的超声内镜穿刺检查。

超声内镜对这个淋巴结也进行了穿刺，可以看到，这个病灶非常小，宽度只有 6.9 毫米，高度仅仅 3.0 毫米（白色箭头），由于角度的问题，我们实际的操作空间只有 4 毫米左右。于是，我们将超声内镜图像进行放大，避开周围的血管，在门静脉旁完成了穿刺检查，使得患者最终得以确诊和及时治疗。

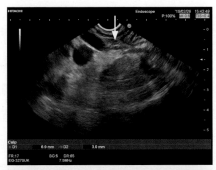

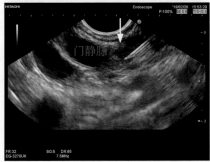

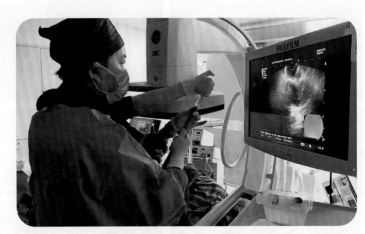

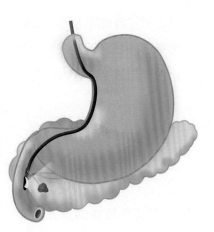

胰腺微小病灶的超声内镜细针穿刺：胥　明

关键点 36 | 与其他影像学引导的穿刺相比，超声内镜穿刺的优势

- 最大的优势是更加安全、更加精细。由于能清晰显示病灶及周围解剖结构，在资深医师的手中，超声内镜引导的穿刺针可以最大程度地避开血管损伤，或者直接在狭小的血管中间穿刺进入病灶，安全性和精细程度达到最大。

- 当然，超声内镜穿刺对医师精细操作的要求非常高，相关医师的学习难度较大、培训时间较长。

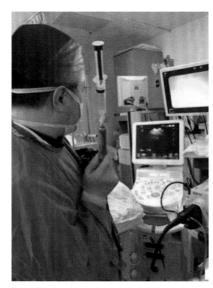

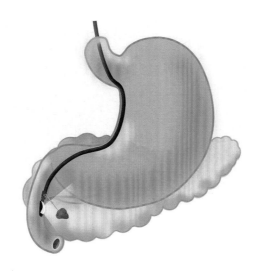

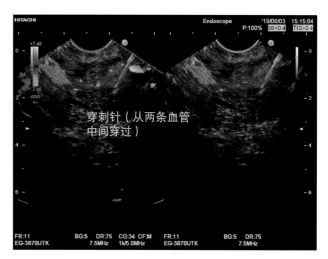

胰腺微小病灶的超声内镜细针穿刺：王 伟

关键点 37 | 超声内镜是不是都要做穿刺才能诊断

不是的

- 穿刺的本质是诊断（取出细胞到显微镜下看）。因此，若能做出基本诊断或给出下一步治疗方向（如随访复查、内镜治疗、手术治疗等），是无需做穿刺的。

- 但若病灶难以诊断、无法判读病灶及给出下一步的处理方案、患者或家属要求必须穿刺以做出准确诊断才接受手术，或者拟手术前需要进一步明确诊断以确定手术指征或下一步诊疗方案，或者化疗前的必要要求等，才是需要穿刺的。

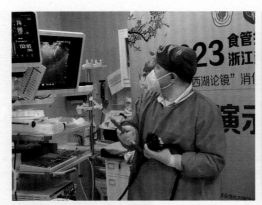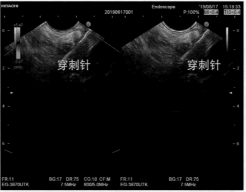

胰腺微小病灶的超声内镜细针穿刺：王 伟

点评

　　超声内镜不等于超声内镜穿刺。是否穿刺取决于病灶性质及临床实际需求，同时也取决于操作医师对疾病的理解及读取影像的能力。以笔者自己的经验，除了化疗患者需要穿刺以取得细胞学或病理学证据外，超声内镜需要穿刺的比率不到10%，即多数超声内镜无需穿刺即可做出临床诊断或（和）给出后续治疗方案。

关键点 38 │ 超声胃镜这么好，为什么不一开始就给我做啊

- 首先，是超声胃镜的缺陷，即"难受"。超声胃镜是一种侵入性检查，一根长长的管子进入胃及十二指肠腔，而且需要长时间扫查，患者是很难受（尤其是普通或非麻醉的超声内镜检查）。

- 其次，现代胰腺CT增强扫描、胰腺磁共振增强扫描或PET/CT、PET/MRI等影像学检查，已经非常先进了，可以清晰看到多数恶性病灶。

- 最后，术前CT或磁共振成像，有利于筛选可疑病灶及部位，极大地减少了检查时间、减少了患者的痛苦、降低了可能造成损伤的风险。

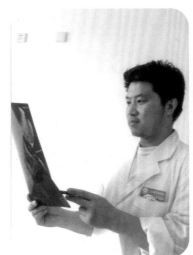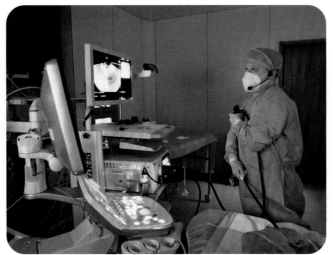

超声内镜检查：王　伟

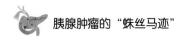
关键点 39 | 为什么又让我做一次超声内镜？

● 超声内镜与胃肠镜检查或其他检查之间还有一个非常大的不同，就是超声内镜医师之间的差异太大，熟练的有经验的超声内镜医师的手法及扫查精细程度和对病灶的识别能力，差别都非常大；由此导致对于同样的病灶有些医师能发现，有些医师发现不了；对于同样的病灶特征，有些医师能识别，有些医师却无力识别。同时，由于病情复杂等因素，有时超声内镜并不能发现一些隐匿问题，对无法解释的一些情况，超声内镜复查非常必要。

● 有些病灶早期并不能显示出其疾病的主要特征，还有些无手术指征的但可能具有癌变倾向的病灶，都需要动态随访复查、前后对比。

● 其他临床需要的情况，如有时手术前，主刀医师需要进一步评估或确认手术细节等。

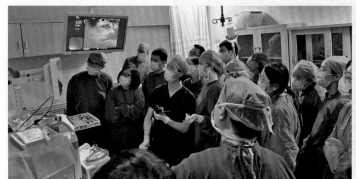
超声内镜检查及带教：陈洪潭

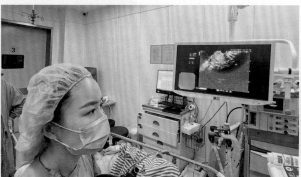
超声内镜检查：陈小丽

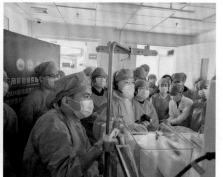
超声内镜检查及带教：王 伟

（王 伟 陈洪潭 陈小丽）

病例 43　超声内镜有时确实不等于超声内镜

女性，54 岁。

- 体检发现胰管扩张 3 个月来院。外院超声内镜考虑胰腺导管内乳头状肿瘤。

- 入院检查肿瘤标志物、肝功能等正常，磁共振成像看到胰管扩张，没有看到明显肿块。那么，是否有手术指征，如有，手术方式是什么：是切除胰头还是切除胰腺体尾部，是做局部切除还是胰腺全切除术。

- 超声内镜扫查发现胰腺头部一个肿块，边缘比较清晰，远端胰管均匀扩张；经过仔细扫查、分析，排除了胰腺导管内乳头状肿瘤的外院诊断，提出了自己新的诊断：肿块型慢性胰腺炎（"卡住"了胰管，癌变风险高）。建议首选手术。最终患者接受了手术，切除胰头（胰十二指肠切除术）。术后病理诊断为慢性胰腺炎。

点评

　　超声内镜的诊断对操作医师的要求非常高。因此，超声内镜与传统影像学的最大差别之一是医师之间水平差异太大。对于同样的影像，不同医师的理解有时并不相同，有时甚至是截然相反，而且对于有些特征，有时有些医师并不能扫查出来。

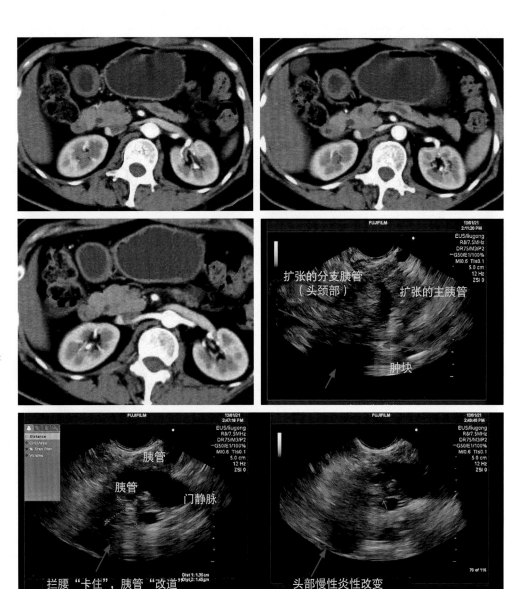

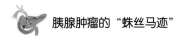

关键点 40 | 为什么不给我做超声内镜就直接做手术了啊

● 大多数情况下，是病灶已经很大了，CT 及磁共振成像看得非常清楚了，往往就不需要再做超声内镜了。

● 当然，有时还与接诊或主诊医师的知识面和就诊医院的诊断性超声内镜水平有关。接诊医师若不知晓超声内镜的优劣势，或者若该医疗中心的超声内镜水平较弱或超声内镜医师不能为临床提供比 CT 或磁共振成像更多的信息，超声内镜往往不会进入到接诊或主诊医师诊断思维中。

● 不同于传统 CT、磁共振成像等影像学检查，超声内镜对医师的依赖性较强，其诊断结果严重依赖于医师对疾病的认识及对影像的解读；同时，诊断性超声内镜也不等同于治疗性超声内镜，更不等同于穿刺超声内镜，加之不同医疗中心的特色及研究方向也有所差异；以上诸多因素，导致各家医疗中心、同一家医疗中心不同医师之间，都有一定差异。

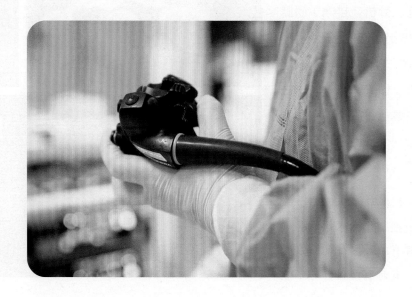

病例 44　一时拿不定主意的患者，务必要及时复查

女性，52 岁。发现胰腺颈部结节 3 年。

- 3 年前因胰腺炎在某三甲医院住院，磁共振成像发现颈部低回声病灶伴远端胰管扩张。超声内镜检查示颈部低回声病灶，0.4 厘米。

- 半年后复查，结节大小为 0.6 厘米 ×0.7 厘米。来诊。

- 我们超声内镜检查发现，颈部胰管直径扩张（5.5 毫米），头颈部见一等回声结节，大小为 2.07 厘米 ×1.63 厘米；肿瘤标志物正常，患者及家属拒绝手术。不放心患者，电话沟通，10 个月后来院复查，CA19-9 等肿瘤标志物均正常，颈部胰管直径 6.9 毫米，等回声结节大小为 2.88 厘米 ×2.97 厘米。

最终接受手术治疗。术后病理示胰腺神经内分泌肿瘤。

点评

　　病灶在早期较小的时候，其疾病特征往往不能全部显示出来；这如同小鸡刚刚孵出时，小公鸡小母鸡非常难鉴别，慢慢长大后，两者的特征就出来了。临床实践也是如此，对一时难以诊断或确定的病灶，或者拒绝手术的患者，随访复查非常重要。该患者胰腺结节 3 年，由 0.4 厘米到 2.88 厘米，远端胰管逐渐扩张；恶性征象逐渐明显，手术指征越来越强，术后病理也证实了我们建议的正确性。

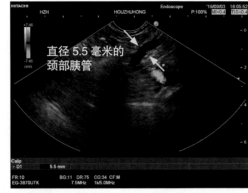

直径 5.5 毫米的颈部胰管

2.07 厘米 ×1.63 厘米的肿块

2019 年 9 月 19 日

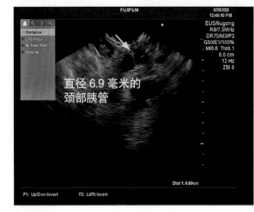

直径 6.9 毫米的颈部胰管

10 个月后（2020 年 7 月 7 日）复查

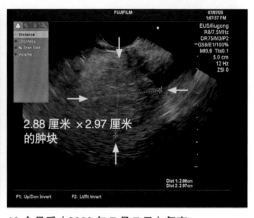

2.88 厘米 ×2.97 厘米的肿块

10 个月后（2020 年 7 月 7 日）复查

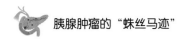

关键点 41 | 我到某医院又做过一次超声内镜，肿块大小和您说的不一样大啊

● 首先明确一点，肿块不是个圆球体或者方方正正的形状，与正常组织的边缘也不是"清晰如一"，而且还受呼吸及血流搏动的影响。

● 在二维影像学下，测量角度稍有改变，截面大小都会有所差异；此点是不可控的，同一个病灶，即使探头处于同一个位置，不同时间（间隔几分钟或几秒钟）测量出来的大小也是不同的。

● 临床医师需要仔细观察病灶特征，包括测量大小，多数选择最大的截面大小写在报告上。

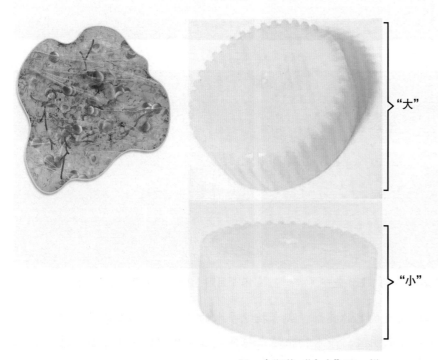

"大"

"小"

同一个瓶盖："大小"不一样

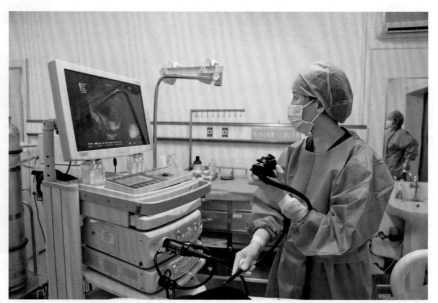

超声内镜检查：徐洪雨

（王　伟　徐洪雨）

病例 45　肿块"大小"为什么不同呢，是不是给量错了

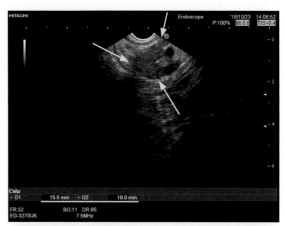

如以下这位女士的超声内镜检查，在胰腺尾部一低回声结节（注意，部分边缘是不清晰的），一次超声内镜检查的三个时间点（当日的 14 点 6 分 52 秒、14 点 20 分 1 秒、14 点 22 分 22 秒）三个截面大小各有不同，分别为 15.5 毫米 ×19.0 毫米、16.0 毫米 ×21.8 毫米、14.6 毫米 ×19.7 毫米。在报告上，往往医师会选择写那个最大的截面数据：16.0 毫米 ×21.8 毫米或 15.5 毫米 ×19.0 毫米。当然，把小的截面的数据放在报告上，也是可以的。

点评

　　同一个病灶有多个大小的结果，看着让人"上头"，实际反映了医师仔细扫查、思维的结果。

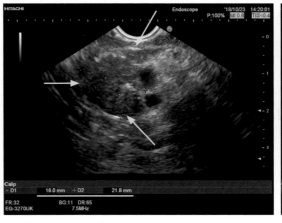

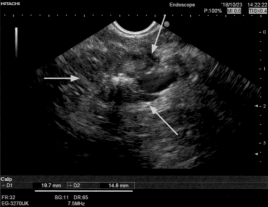

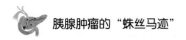

关键点 42 我感觉超声内镜检查结果不如其他影像学准确

非常好的问题！

这个问题的答案，大体归于以下几点：

- 一是既往的研究资料，所用的超声内镜型号差异太大，有小探头的，有环扫的，也有扇扫的。
- 二是各项研究的操作医师的经验、扫查手法、对疾病的理解等差异非常大，而超声内镜的检查结果，与操作医师的水平太过密切。
- 三是与检查结果密切相关的操作时间也不统一，从数分钟到数十分钟都有。
- 四是既往资料中，肿块已然很大了，自然与 CT、磁共振成像的结果很难有差异：超声内镜最大的优势是细节，是看微小病灶的，若也用来诊断 CT 和磁共振成像也能看到的较大病灶，自然差异不明显。但若都去看小病灶，差异就出来了。

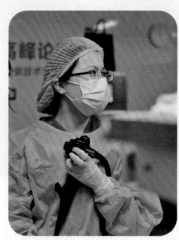

超声内镜操作：龚婷婷

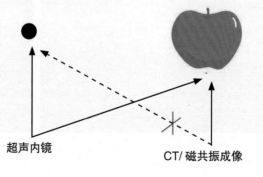

超声内镜 vs. CT/ 磁共振成像 差异无统计学意义

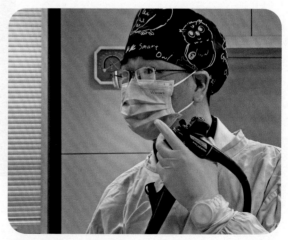

超声内镜操作：朱苏敏

（王 伟 朱苏敏 龚婷婷）

关键点 43 | 超声内镜的困难与挑战

● 超声内镜既往参考资料较少，尤其是优秀的诊断性胰胆超声内镜病例资料。

● 超声内镜需要解决的往往是早期病灶的筛查、诊断与鉴别，此时疾病特征尚未完全显示出来。

● 解决中晚期病例的问题时，由于超声内镜扫查的细节非常多，有时有些细节差异非常细微，也导致了疾病鉴别困难。

● 各家医疗中心的底蕴不同，超声内镜医师对疾病的理解及经验多少不一，导致各家超声内镜诊断报告有时差异很大。

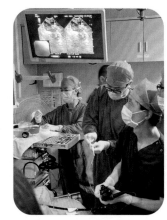
超声内镜诊疗：陈洪潭

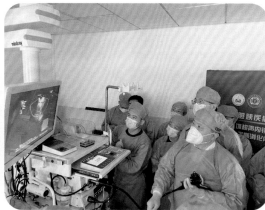
超声内镜诊疗：王 伟

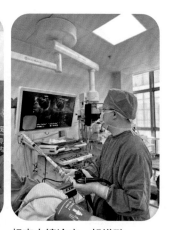
超声内镜诊疗：胡祥鹏

点评

　　培养一名优秀的胰胆诊断性超声内镜医师，学习曲线非常长，优秀的胰胆诊断性超声内镜医师的缺口非常之大。非常令人鼓舞的是，我们临床一线医师，尤其许多中青年超声内镜医师，一直在努力探索、认真学习中。

（王 伟 陈洪谭 胡祥鹏）

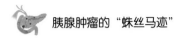

关键点 44 | 超声内镜检查有风险吗

● 超声内镜检查的风险基本与相应的普通（非麻醉或常规局部麻醉）胃镜及麻醉胃镜相同。

● 超声内镜也有自己独有的特点：检查时间较长，镜身较粗，常规非麻醉（即常规局部麻醉，又名普通超声内镜检查）状态下患者"恶心""难过"有时比胃镜明显；但在熟悉医师（医师就是您的朋友啊）及了解检查过程（消除陌生感）后，多数患者均可耐受。个别情况下患者恶心、难过较为剧烈，导致操作无法完整完成而只好改为麻醉状态下超声内镜（详见关键点 47 至关键点 49）。

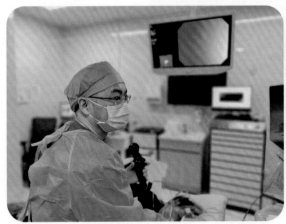
超声内镜检查：谭庆华

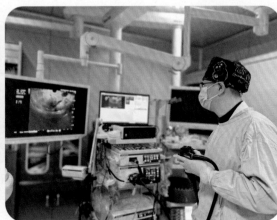
超声内镜诊疗：朱苏敏

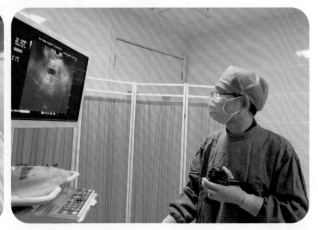
超声内镜检查：陆启峰

（王　伟　谭庆华　陆启峰　朱苏敏）

关键点 45 | 超声内镜穿刺有风险吗

当然有的。

● 首先要获取胰腺细胞，出血是无可避免的。

● 如下面这个慢性胰腺炎病例，胰腺实质内多发钙化纤维化，内部没有血流影，穿刺完毕后穿刺部位也没有见到血流影，但是，胰腺表面还是有了较多的血迹。

● 若不是慢性胰腺炎病例，胰腺实质多发钙化及纤维化，创伤会更大。

● 当然，这种创伤绝大多数是可以自愈的，血液凝固后慢慢被人体吸收，多数不会发生不良后遗症。

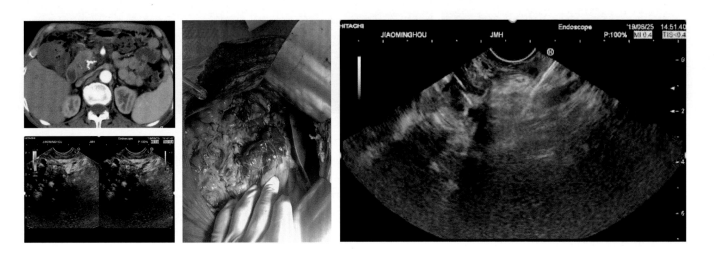

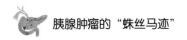

关键点 46 超声内镜穿刺有严重并发症发生风险吗

● 任何介入性诊疗都有严重并发症发生风险，超声内镜穿刺并不例外，但概率非常低。

● 超声内镜穿刺有时并发症较为严重，如严重出血，还有个别患者会发生感染、穿孔或心跳呼吸暂停或猝死，当然，此概率非常低。

● 如下述患者，穿刺后十二指肠发生较多的活动性出血，金属夹夹闭后，出血方停止。

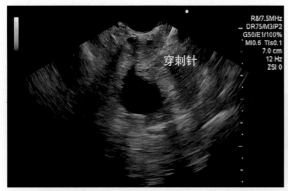

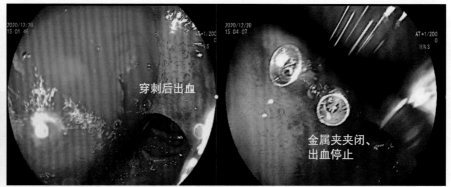

点评

关于超声内镜引导的细针穿刺细胞学及病理学检查，有两点需要强调：（1）穿刺的并发症发生风险客观存在，但发病率较低；（2）应严格把握穿刺的适应证，这里面有两点含义，一是医师需要具备高质量的扫查和读取影像、解读影像的能力；二是只有当穿刺能够改变原有的治疗路径或者有助于治疗措施的选择时，才考虑实施。

关键点 47 | 超声内镜诊疗，不麻醉和麻醉，如何选择？

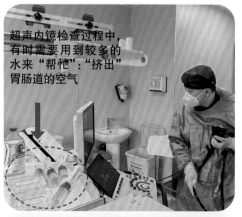

超声内镜检查过程中，有时需要用到较多的水来"帮忙"："挤出"胃肠道的空气

超声波的特性。

● 超声波"喜欢水"（在水中的穿透力强），但"怕空气"（空气如一堵厚墙一样阻挡超声波前行）。

● 而超声内镜检查，需要贴近食管、胃和十二指肠等消化道"管壁"，以便清晰扫查"管壁内"的肿物或纵隔、胰、胆、肝、脾、双肾等"管壁"之外的脏器，此时就不可避免会受空气的干扰和阻挡，为此，就需要在检查过程中，向管腔内注水，"挤出"空气。而注水就会带来一个风险，即水的返流，由此可出现吸入性肺炎甚至窒息等风险。

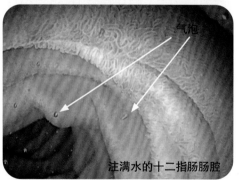

气泡

注满水的十二指肠肠腔

选择的主要依据是患者控制力或耐受程度。

● 若患者控制力较差或对胃镜的耐受能力较低，建议选择**麻醉超声内镜检查**。

● 若患者控制力较好，或者既往可以耐受普通胃镜检查，又无重大心肺等疾病或超声内镜禁忌证，是可以不麻醉，即予以**普通超声内镜检查**（即非麻醉超声内镜）。由于是清醒状态，注水后若有水的返流，患者可自行将水咳出，量多者可迅速终止检查，协助患者将水咳出。

普通超声内镜检查即非麻醉超声内镜检查，只是相对于静脉麻醉或全身麻醉而言，其不是一点麻药都不用，而是在检查前，仍需要像同普通胃镜检查前一样，吸吮利多卡因胶浆或达克罗宁胶浆等进行咽部局部麻醉，同时患者检查前、后需尽量消除陌生感、紧张感等精神因素，以尽可能减少不适。

普通超声内镜检查优势是方便、安全性较好，检查完成后经短暂休息后即可"恢复如初"，不会出现如麻醉检查后的"头晕晕的""没有力气"等不适。

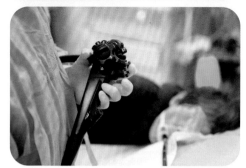

常规局部麻醉的超声内镜检查

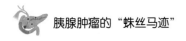

关键点 48 | 麻醉超声内镜，都有哪些麻醉方式

关于超声内镜麻醉方式的问题，需要具体分析，各家医疗中心有一定差异。

- **常规无痛（麻醉）胃肠镜那样的静脉麻醉方式**。若检查过程中无需注水或仅需如常规无痛胃镜一样可以少量注水并在检查完成后迅速抽吸出体外，可以在严密观察下采用常规无痛（麻醉）胃肠镜那样的静脉麻醉方式。

- **镇静麻醉**。若需注水较多，镇静麻醉是不错的选择，患者处于半清醒状态，常用的药物有咪达唑仑和（或）芬太尼的组合或单用、地西泮和（或）哌替啶的组合或单用等。

- **全身麻醉＋气管插管**。适用于耐受性较差的患者，若检查过程中注水较多、需气管插管保护气道，故操作较烦琐是其主要缺陷，有时需要日间病房或住院进行麻醉前准备及术后观察（见下页）。

需要说明的是，超声内镜的麻醉方式在各家医疗中心是有所不同的，具体麻醉方式的选择需要根据患者自身因素、临床需要及各家医疗中心的实际条件进行综合评估后确定。

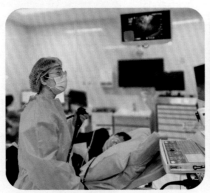 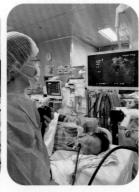 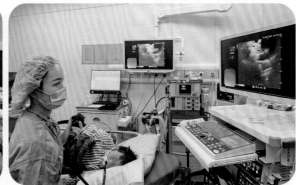

常规无痛胃肠镜麻醉（无气管插管）超声内镜操作：李 静   气管插管全麻的超声内镜操作：龚婷婷   常规无痛（丙泊酚麻醉）超声内镜操作：陈小丽

（王 伟 龚婷婷 陈小丽 李 静）

关键点 49 ｜ 气管插管全麻的优势有哪些?

　　气管插管全麻费用大约是无痛胃肠镜的 1.5 ~ 3 倍，但全麻能够给内镜医师提供更长的操作时间和大量"注水以挤出空气"的需求，有利于医师诊断，也能让患者全程无意识、无体动，防止反流、误吸。患者醒来时气管导管已经拔除，完全不会有痛苦的记忆。

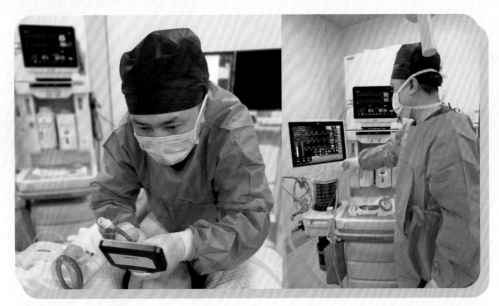

麻醉操作者：张劭博

（张劭博）

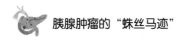

关键点 50 | 超声内镜、CT、磁共振成像，应该怎么选呢？

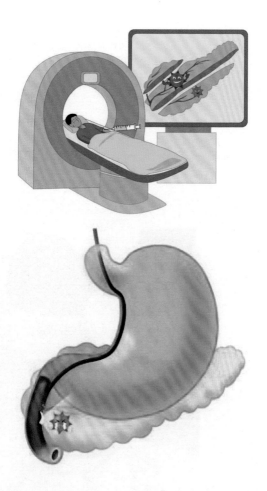

超声内镜为二线检查。首选检查为胰腺动态 CT 增强扫描或胰腺磁共振增强扫描（根据不同临床实践定），而超声内镜为进一步明确细节、解决疑问的二线检查，尤其是在影像报告没有发现问题、疑点不确定、细节需要明确时。

胰腺动态 CT 薄层增强扫描或胰腺磁共振成像清晰度高，上腹部 CT 增强扫描或磁共振增强扫描清晰度低；同时，胰腺动态 CT 薄层增强扫描和磁共振成像，各有自己的独特优势，临床实践中应根据诊疗需要，进行单独或联合检查。

以下三点需要注意：

● 腹部彩超、腹部 CT 平扫对中晚期胰腺肿瘤的诊断具有一定的积极作用，但是，其对早期胰腺肿瘤的筛查或小胰癌的显示，意义几乎为零。

● 医师自己会读片非常重要，这里面有两点含义：一是确认影像报告中的病灶及相关特点，明确诊疗细节；二是对各个时间、各家医院之间的影像资料进行仔细对比、寻找，辨别影像报告中有无遗漏的影像特征，毕竟各家医院、各位医师之间水平有一定的差异。

● 患者保存好的外院影像资料、就诊时带来的影像片子对快速、准确地了解病情非常有益。

（参见"关键点 24""关键点 26""关键点 28""关键点 29""关键点 68"等相关科普点及后续相关内容介绍）

（王　伟　胡祥鹏）

胰腺组织病理是诊断胰腺肿瘤的"金标准"……

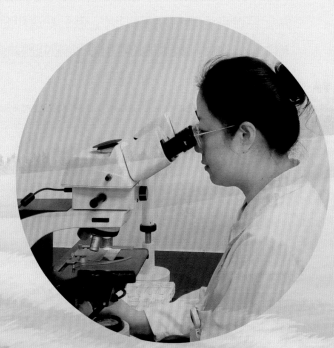

病理组织学诊断：王　婷

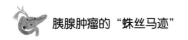

关键点 51 | 细胞学涂片诊断

● 首先要了解一下什么是细胞学诊断，其通过研究组织碎片、细胞群团、单个细胞的形态和结构以及细胞间关系，从而得出病理诊断。主要分为脱落细胞学和细针穿刺细胞学。

● 细胞学涂片就是把取得的细胞成分通过手工涂抹在玻璃片上经过染色制成的病理切片，我们把这种细胞学涂片称为传统涂片。病理医师使用显微镜对细胞涂片进行观察得出病理诊断。

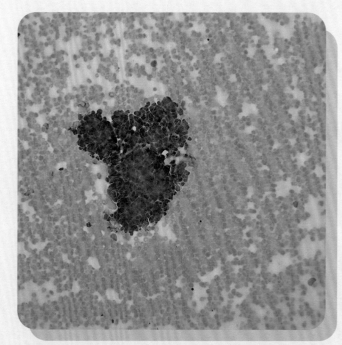

传统涂片细胞分布不均匀，团块较大，周围杂质较多

（周梦云 林 军）

关键点 52 液基细胞学诊断

- 液基细胞学诊断是细胞学诊断的一种方法。20 世纪 90 年代随着科学技术的迅猛发展，研制出了液基薄层细胞学检测方法，这种细胞学制片方法，大大提高了制片质量。
- 相较于传统细胞学制片方法，液基细胞学制片在显微镜下观察细胞更清晰，减少了杂质的干扰，使医师的读片更有效率，明显提高了异常细胞检出率，减少了假阴性率。

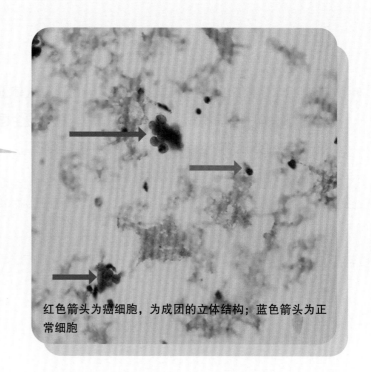

红色箭头为癌细胞，为成团的立体结构；蓝色箭头为正常细胞

（周梦云 林 军）

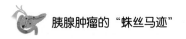

关键点 53 病理组织学诊断

- 病理组织学诊断是病理形态学诊断的基础，是从人体取出整块组织或一小块组织，制成病理切片，其能更全面地展现疾病的形态学特点，提供更好的客观诊断证据，其做出的诊断结果往往被称为"金标准"。

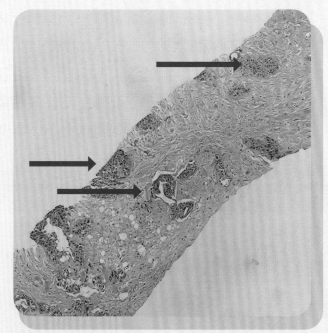

红色箭头就是巢团状的癌组织，周围还有增生的间质

（周梦云 林 军）

关键点 54 | 液基细胞学诊断与病理组织学诊断

- 两者都是病理学诊断的一部分。细胞学诊断获得的标本是一个个细胞，而组织学诊断是通过活检获得的较为完整的组织。

- 由于胰腺位置较深，获取活检组织标本难度大，相对来说，获取细胞学标本比较容易。取出细胞后用液基薄层细胞学检测方法来制片，就能大大提高肿瘤的检出率。虽然细胞学诊断的准确性不如组织学诊断，但超过 96% 的准确率也可以为胰腺疾病的下一步治疗提供依据，尤其是为需要手术或化疗的患者提供后续治疗依据。

- 手术后还要对胰腺肿瘤组织行全面的组织学诊断，最终提供一份完整的病理组织学诊断报告。

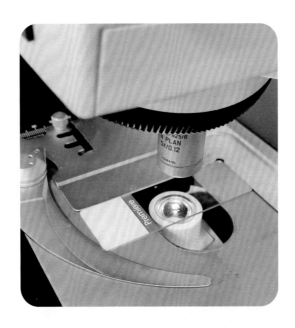

（周梦云 林 军）

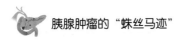

关键点 55 | 病理诊断：只有做手术后才会有吗

目前临床上应用广泛的、与胰腺肿瘤相关的病理诊断形式多样，内容丰富。

● 按照胰腺肿瘤诊疗过程，主要分为 3 种：术前病理诊断、术中病理诊断和术后病理诊断。

● 按照用于病理诊断的病变组织形式分为：细胞学病理诊断和组织学病理诊断。

● 按照不同制片方式分为：细胞涂片病理诊断、冰冻切片病理诊断和石蜡切片病理诊断等。

● 临床医师需要根据胰腺肿瘤情况灵活选择不同时期的病变组织送病理科检查。

● 病理科需要根据病变组织的不同形式制作合格的切片，用于病理诊断。

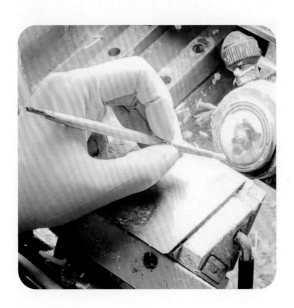

（王　婷　张之涵）

关键点 56 | 病理报告：为什么穿刺做出的诊断和后来手术做出的诊断，结果有时不一样

口语中的穿刺，一般指通过超声内镜或者 CT 引导下经皮肤穿刺获取病变组织，对其进行病理诊断。此为专业术语中的术前病理诊断。

- 根据获得的病变组织是少量细胞还是组织条，分为细胞学病理诊断和组织学病理诊断。

- 由于胰腺位于腹腔较深的部位，术前获取病变组织操作难度较大，因此并不是所有的胰腺肿瘤患者都有条件进行术前病理活检。这需要临床医师根据影像学等资料进行风险评估，同时由技术高超的医师操作。

- 此外，由于胰腺组织本身质地较脆，获取的组织通常很有限，其中可用于评价肿瘤情况的有效细胞很少。这就需要经验丰富的病理科医师阅片进行病理诊断。有时即使进行术前病理活检，也难以做出肯定的术前病理诊断，往往需要随访复查（如症状轻微的自身免疫性胰腺炎），有时甚至最终要依靠术后的病理诊断这一疾病诊断的"金标准"。

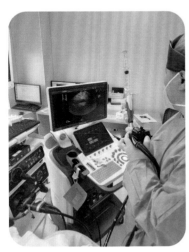
超声内镜引导下细针穿刺：王 伟

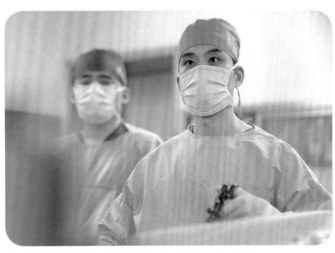
胰腺肿瘤的腹腔镜手术切除（主刀医师：龙 江）

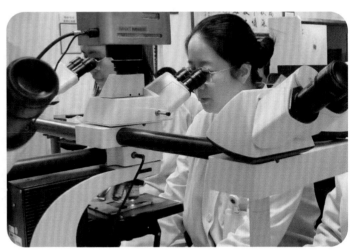
胰腺肿瘤的病理组织学诊断：王 婷

（王 婷 张之涵）

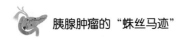

关键点 57 | 病理报告：术中做了病理，诊断应该没问题了吧

- 术中病理诊断即术中冰冻诊断，通常是胰腺肿瘤手术切除后直接送病理科冰冻诊断室，通过特殊冰冻方式制片，直接进行快速病理诊断，多用于判断肿瘤性质、切缘情况及前哨淋巴结转移情况等。

- 术中冰冻诊断的优点非常明显，医师可以快速了解胰腺肿瘤病变性质（良性还是恶性），从而及时确定手术范围和制定进一步处理方案。

- 但是，由于冰冻取材的局限性以及冰冻制片质量不如石蜡制片，术中冰冻病理诊断的正确率是低于术后病理诊断，通常要求术中冰冻病理诊断与术后病理诊断的符合率是 90% 以上，在经验丰富的病理科术中冰冻病理诊断的符合率可以达到 97% 甚至更高。

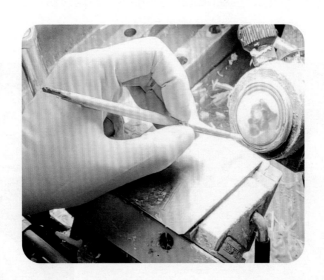

（王　婷　张之涵）

关键点 58 | 病理诊断：术前穿刺、手术中、手术后，它们都能做病理诊断：有什么区别

	术前穿刺病理诊断	术中病理诊断	术后病理诊断
适宜人群	病变部位可行穿刺操作的患者，特别是暂不宜行手术切除治疗的患者	可行手术切除治疗的患者，或是可行手术活检（如腹腔镜探查术）的患者	可行手术切除治疗的患者，或是可行手术活检（如腹腔镜探查术）的患者
病理诊断范围	①判断病变性质； ②质量好的组织可行免疫组化检测或分子检测	①判断病变性质； ②判断切缘情况； ③判断前哨淋巴结情况	①明确病变性质、类型及分期等； ②可行免疫组化检测或分子检测
优点	①便于医师制定适宜的治疗方案； ②对于准备新辅助化疗的患者，该诊断既能判断肿瘤性质，又能用于后续评估治疗效果	①快速出具病理诊断； ②便于手术医师及时判断手术范围等	是准确率最高、内容最翔实的病理诊断，可为临床医师制定精准诊疗方案提供重要依据
缺点	穿刺组织有限，诊断具有局限性甚至可能无法诊断	①存在诊断局限性及与术后病理诊断不相符的情况； ②冰冻制片技术的限制，过小的组织（长径≤2毫米）、脂肪组织、骨组织及钙化组织等无法冰冻制片和诊断	①通常需时较长； ②由于疾病认知的局限性，依然可能存在无法准确诊断的情况

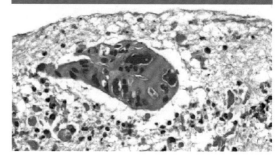

术前穿刺组织形态

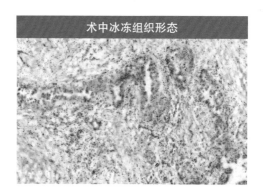

术中冰冻组织形态

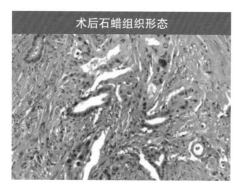

术后石蜡组织形态

（王 婷 张之涵）

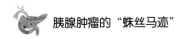

关键点 59 | 胰腺肿瘤诊断的"金标准"是什么

- 胰腺肿瘤术后病理是目前病理诊断中最常用的方法，也是目前临床医师制定胰腺肿瘤后续治疗方案最可靠的依据，即疾病诊断的"金标准"。

- 通常一份完整的胰腺肿瘤术后病理报告必须包括以下几点内容：①肿瘤标本类型（如"胰十二指肠切除标本"或"胰体尾切除标本"等）；②肿瘤部位（胰头、胰体、胰尾等）；③肿瘤性质（良性、交界性、恶性等）；④肿瘤类型（如胰腺导管腺癌、胰腺神经内分泌瘤等）；⑤肿瘤大小或浸润深度；⑥淋巴结转移情况及其他脏器远处转移情况等。通常③④⑤⑥是最重要的内容，用来判断肿瘤性质、类型及分期。

- 此外，随着肿瘤靶向治疗和免疫治疗的发展，免疫组化检查和分子检查也成为病理诊断的重要组成部分，为临床医师制定精准诊疗方案提供了客观依据。

值得注意的是，由于疾病的复杂性和人类对于疾病认知的局限性，临床工作中存在个别疑难胰腺疾病无法被准确地病理诊断，这也需要临床医师包括病理医师不断探索和研究。

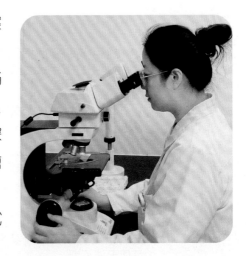

（王　婷　张之涵）

关键点 60 | 病理报告：有胰腺上皮内瘤变，就是胰腺癌了吧

胰腺上皮内瘤变（pancreatic intraepithelial neoplasia, PanIN）是一种局限于胰腺胰管的非侵入性上皮性肿瘤，肿瘤细胞呈扁平状或微乳头状，通常仅显微镜下可见。

《世界卫生组织消化系统肿瘤分类》（第 5 版）中将胰腺上皮内瘤变分为 2 级：低级别胰腺上皮内瘤变（包括旧版的 PanIN-1A、PanIN-1B 和 PanIN-2）和高级别胰腺上皮内瘤变（相当于旧版的 PanIN-3）。

无论是胰腺良性肿瘤还是胰腺恶性肿瘤切除的胰腺组织中，低级别胰腺上皮内瘤变都很常见，不需要过多关注。

高级别胰腺上皮内瘤变相当于胰腺导管原位癌，属于胰腺导管腺癌的主要癌前病变。如果患者已有胰腺导管腺癌，则病理报告中就不再强调"高级别胰腺上皮内瘤变"的诊断，临床医师根据胰腺导管腺癌制定后续治疗策略。如果患者病理诊断中最严重的病变是"高级别胰腺上皮内瘤变"，则临床医师需要按照"原位癌"制定后续治疗方案。

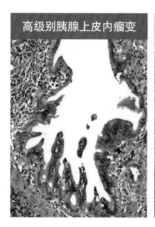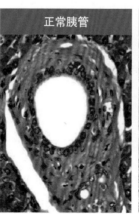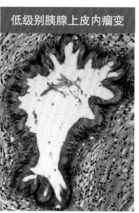

高级别胰腺上皮内瘤变　正常胰管　低级别胰腺上皮内瘤变

（王　婷　张之涵）

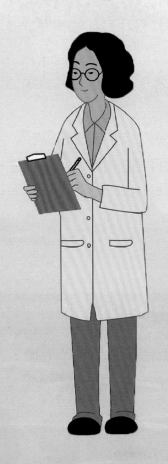

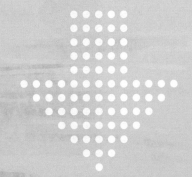

第一节　风险人群

关键点 61 ｜ "多余的检查"，其实是在救命

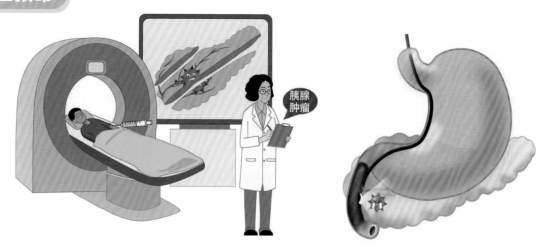

约 1/3 的胰腺肿瘤并无或仅有轻微症状

针对风险人群的筛查

针对风险人群的复查

一个胰腺 CT 增强扫描

一个胰腺磁共振增强扫描

一个胰胆超声内镜……

是在救命

当然，有时也会被误解、曲解："多余的检查"……

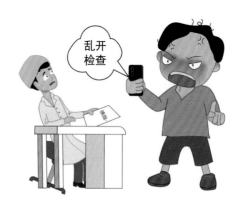

毕竟

胰腺肿瘤表现的复杂，远超常规认知

胰腺肿瘤起病的隐匿，常常出乎意料

相较于常见的胃肠疾病、糖尿病和腰部损伤等，胰腺肿

瘤的存在，还是小概率事件

而一旦漏诊，对患者的伤害可能会非常严重……

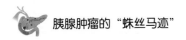

关键点 62 | 高风险人群：遗传因素或家族史

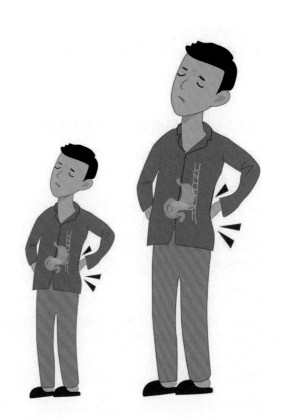

- 10% 的胰腺癌有遗传性因素参与，家庭有一位胰腺癌患者，血亲胰腺癌发病风险增加 80%，终生发病风险增加 5 倍。

- 血亲筛查胰腺癌的最低年龄为 50 岁，或者在小于其血亲罹患胰腺癌时的 10 岁。如父亲 50 岁查出胰腺癌，则子女在 40 岁或者更为年轻时就要重点关注胰腺了，即使毫无症状。

- 需要注意的是，若子女有了疑似症状或不适，要随时注意胰腺，即使是年龄很小（如刚到 20 岁）。建议在血亲诊断胰腺癌时最好马上检查胰腺（即使毫无症状），并保留好检查资料，尤其是 CT 和（或）磁共振成像图片。资料显示，与后续检查资料对比，更有利于胰腺肿瘤的早期筛查和甄别。

- 与胰腺癌发病相关的胰腺疾病或遗传综合征

  - 遗传性胰腺炎，相关致病基因为 *PRSS1*、*SPINK1*、*CFTR* 等，终生累积胰腺癌发生风险为 50% ～ 70%；黑斑息肉综合征，致病基因为 *STK11*，胰腺癌发生风险为 30% ～ 40%。

  - 家族性恶性黑色素瘤综合征（FAMMM 综合征）：致病基因为 *CDKN2A*，胰腺癌发生风险为 10% ～ 20%。

  - 林奇综合征：致病基因为 *MLH1*、*MSH2*、*MSH6*、*PMS2* 等，胰腺癌发生风险为 3% ～ 5%。

  - 遗传性乳腺癌及卵巢癌综合征：致病基因为 *BRCA2*、*BRCA1* 等，胰腺癌发生风险为 5% ～ 10%；

  - 共济失调毛细血管扩张综合征：致病基因为 *ATM*，胰腺癌发生风险高于普通人群的 5 ～ 6 倍。

病例 46 若有癌症尤其是胰腺癌家族史，务必万分小心胰腺

男性，63 岁，有高血压病史 4 年，否认糖尿病病史。

- 家族史：其父罹患肺癌 67 岁去世，兄长罹患胰腺癌 76 岁时去世，弟弟因肝癌于 61 岁时去世。

- 2 个月前体检发现 CA19-9 升高，为 40 U/mL（参考值：<35 U/mL）。无腹胀、腹痛、腹泻，无恶心、呕吐，无厌油，无皮肤黄染等不适，体重无明显改变，入院后复查 CA19-9 77.70 U/mL，CA242 41.73 U/mL，CA50 31.81 IU/mL，空腹血糖 9.34 mmol/L，尿糖（4+）。

- 腹部 CT 增强扫描和磁共振成像：胰体尾部见团片状低密度灶，强化程度低于正常胰腺实质，体尾部胰管扩张，胰尾萎缩，考虑胰腺癌。

予以胰腺体尾部 + 脾脏根治性切除术治疗。术后病理提示胰腺中分化腺癌。

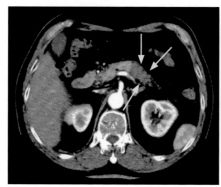 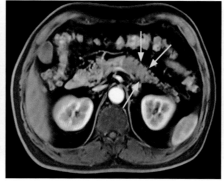 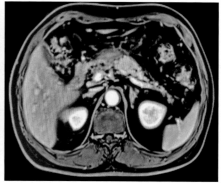

点评

癌症尤其是胰腺癌家族史者，其血亲务必关注及检查胰腺。

（龙 江 胡倍源 赵比逊）

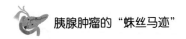

病例 47 胰腺癌患者的子女及血亲，务必高度关注胰腺，越早越好

女性，49 岁，已婚。无烟酒嗜好。既往体健，否认高血压、糖尿病病史。家族史：父亲于 80 岁时确诊胰腺癌，后行手术切除，术后综合性治疗 4 年后去世。

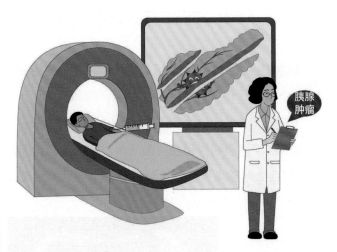

- 上腹部胀痛伴腰背部放射性痛 2 个月就诊。2 个月前不明原因出现进食后上腹部胀痛不适，可忍受，休息后可缓解，无腹泻，黑便，无恶心、呕吐，无厌油，无皮肤黄染等不适，当地医院诊断为"慢性胃炎"，予以抑酸、护胃等药物保守治疗 1 周。

- 症状无明显改善且向腰背部放射性痛，疼痛呈钝痛，不缓解，左上腹可触及腹部包块，质硬。后患者夜间疼痛加剧，不能入睡，遂急诊入当地医院。

- CT 示胰尾占位，直径 5.8 厘米，肝内多发占位，考虑转移。经皮肝穿刺活检，病理提示肝脏转移性癌，考虑胰腺来源。

最终诊断：胰腺癌伴肝转移，予以胰腺肿块及肝转移灶局部介入治疗、全身系统化疗，治疗后病灶较前缩小。

点评

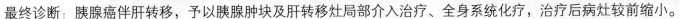

有胰腺癌家族史者为胰腺癌高危人群。既往研究资料建议血亲筛查胰腺癌的最低年龄为 50 岁，或者在小于其血亲罹患胰腺癌时的 10 岁，但该病例显然突破了上述观点，也进一步显示了胰腺癌的隐匿性。

（胡倍源 龙 江 赵比逊 王 伟）

关键点 63 | 高风险人群：警示症状及表现

- 反复腹痛或胰腺炎发作、复发性胰腺炎或慢性胰腺炎
- 糖尿病人群，尤其是血糖突然的异常波动
- 新发糖尿病患者或血糖异常（高了或低了，都要警惕）
- "癫痫"或"晕厥"或"低血糖发作"
- CA19-9、CEA 等肿瘤标志物升高的人群
- 胰腺小囊肿、肿块、胰管轻度扩张或其他异常

- 上腹隐痛，尤其是"胃药"治疗效果差者
- 不明原因的腰背部不适或隐痛
- 不明原因的上腹不适、腹胀、嗳气等消化不良症状
- 反复腹泻，尤其是大便中带有"油"的人群
- 不明原因的黄疸，或者大便颜色变白了
- 不明原因的消瘦或体重减轻

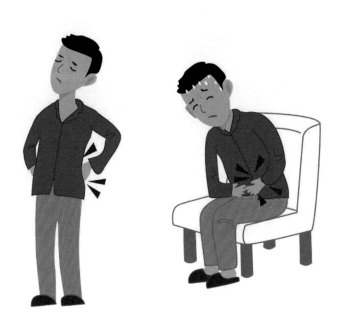
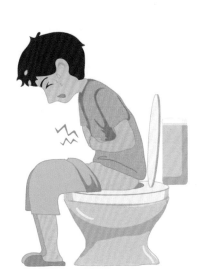
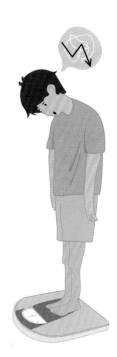

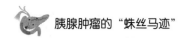

病例 48 慢性胰腺炎：警惕癌变风险

患者，男性，64 岁，既往有糖尿病、肾功能不全病史。

- 因反复腹痛在我院住院治疗，诊断为慢性胰腺炎。多次腹部 CT、磁共振成像提示胰头增大，胰腺钩突囊性结节。但因肾功能不全，未曾行增强扫描。

- CEA 13.2 μg/L，CA19-9 130.3 U/mL。

- 超声胃镜：慢性胰腺炎，胰管扩张，胰管结石，胰腺头部见一不均匀低回声团块、边界不清晰，考虑肿块型胰腺炎可能，建议手术治疗。

行胰十二指肠切除术，术后病理示胰腺钩突导管腺癌，术后 CEA、CA19-9 降至正常。

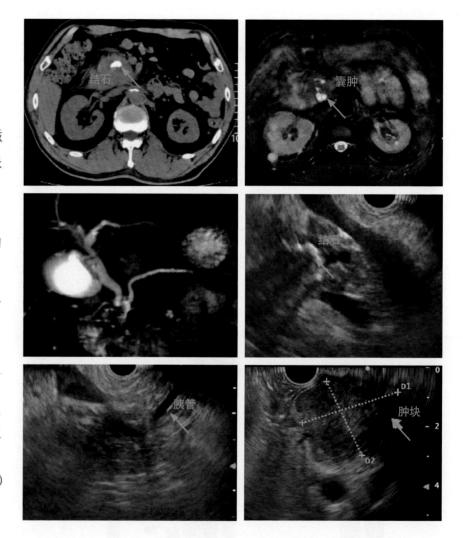

点评

慢性胰腺炎是胰腺癌的癌前病变，需重视其癌变风险。CT 平扫、磁共振成像对于早期胰腺癌诊断敏感性低，容易漏诊。超声内镜是慢性胰腺炎随访的最佳检查手段，且对早期胰腺癌敏感。

（潘 达 潘 杰）

病例 49　糖尿病，胰腺出问题了，需要确定有无肿瘤

男性，50 岁。糖尿病病史 8 年，口服二甲双胍控制血糖。

● 1 个月前体检时发现 CA19-9 达 3086 U/mL，遂来我院就诊。入院检查：血糖 7.5 mmol/L，CA19-9 4218 U/mL（参考值：<34 U/mL），CA125 7 U/mL，癌胚抗原 5.2 ng/mL（参考值：<5 ng/mL），腹部 CT 提示胰头占位性病变，考虑胰腺癌可能性大。查腹部磁共振成像提示胰头癌、腹膜后散在淋巴结，考虑转移。

拟行手术治疗，患者拒绝并要求出院。

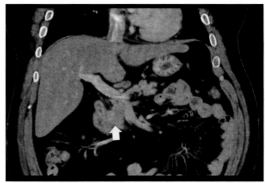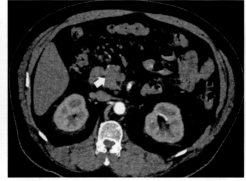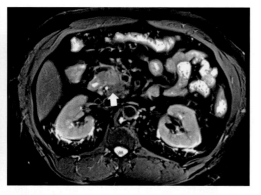

点评

　　既往患有糖尿病或者近期血糖异常升高的患者，应定期体检，专业医师的检查非常重要。

（付志强　李德清）

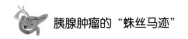

病例 50　糖尿病患者的"胃部隐痛"，或许另有端倪

女性，70 岁，高血压病史及 2 型糖尿病病史 10 余年，平素规律口服厄贝沙坦、沙格列汀、二甲双胍等治疗，否认吸烟及饮酒史。

● "胃部"隐痛不适 3 个月，发作无明显诱因，无恶心、呕吐，无尿黄及皮肤瘙痒等，无黑便、便血，无腹泻及消瘦等。

● 入院后检查：空腹血糖（5.93 mmol/L），糖化血红蛋白 7%（参考值：4% ~ 6%），CA19-9、AFP、CEA 等肿瘤标志物未见异常。

● 上腹部 CT 增强扫描示胰头钩突部增大，强化不均，其下缘水平后方见一异常强化结节，大小约 3.8 厘米 ×3.5 厘米 ×2.8 厘米，临床诊断为胰腺癌。

予以手术治疗，术后病理示胰腺神经内分泌肿瘤。

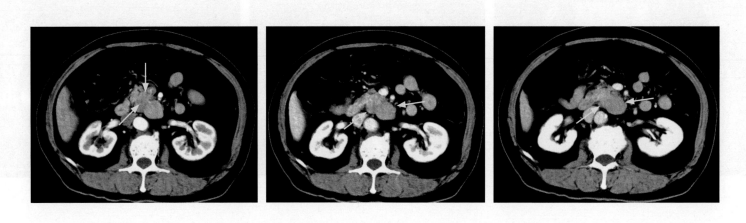

点评

　　对于轻微的上腹部不适，不要掉以轻心，其也可能是胰腺肿瘤的表现。正因如此，也往往容易漏诊，需注意与消化不良、糜烂性胃炎、消化性溃疡等其他消化系统疾病鉴别，因此在开具胃镜检查时，加做腹部 CT 也许会有助于诊断。同时糖尿病可增加胃肠胰神经内分泌肿瘤的发生风险，应高度重视。

（张　媛　朱苏敏）

病例 51 胰腺囊肿：癌变风险的判读与关注

男性，59 岁。发现胰腺占位 5 个月余。无烟酒嗜好，无糖尿病病史。

● CA19-9、CEA、CA125、AFP 等肿瘤标志物正常；血糖、肝肾功能等基本正常。

● CT 增强扫描及磁共振成像示胰头囊性灶，胰腺导管内乳头状黏液性肿瘤可能性大。

● 超声内镜示胰腺头部一囊性病灶，内部见不规则高回声分隔，病灶与扩张的主胰管相通，胰管管壁回声减低，周围实质内密布高回声光点。

予以胰十二指肠切除术，术后病理示胰腺导管内乳头状黏液性肿瘤伴局灶高级别上皮内瘤变（囊肿癌变了）。

点评

胰腺导管内乳头状黏液性肿瘤是临床常见的囊性病灶之一，为一种胰腺癌癌前病变，临床分为三型，即主胰管型（病灶与主胰管相通）、分支胰管型（病灶与分支胰管相通）和混合胰管型（病灶与分支胰管相通，主胰管扩张）。其中，主胰管型癌变率最高，有报道为 40% ~ 50%。其次是混合胰管型，癌变率为 30% ~ 40%。分支胰管型最低，癌变率依据囊肿大小在 1.5% ~ 20% 之间，即囊肿越小，癌变率越低，尤其是 1.5 厘米以下者，癌变率为 1.5% ~ 8%，故对小的囊性病灶，不给予手术而建议密切随访复查的较多（当然，也可根据患者实际择期行手术切除）。

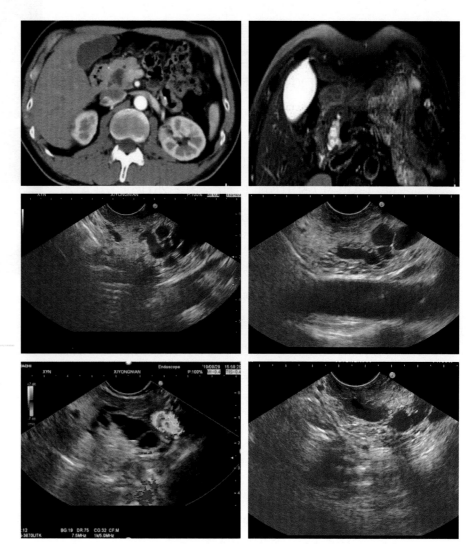

病例 52　高危人群，高度警惕

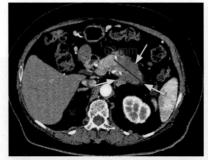
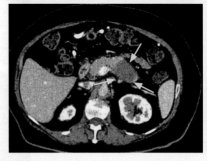
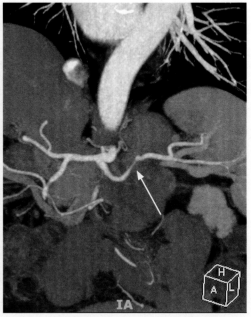

女性，71 岁，肥胖体型（体重指数：29.2 kg/m²），糖尿病病史 2 年（口服阿卡波糖＋二甲双胍，控制不佳，未引起重视），高血压病史 10 年（药物控制佳），无烟酒及家族史。30 年前胆囊切除术史。

● 1 个月前因血糖控制不佳于内分泌科住院，常规 CT 检查发现胰腺体部占位，CA19–9 799.8 U/mL（参考范围＜25 U/mL），CA125 137.5 U/mL（参考范围 0 ～ 35 U/mL），无腹痛、腹胀、腹泻、恶心、黄疸等症状，精神、饮食、大小便尚可，体重无减轻。

● 21 年前初诊为急性胰腺炎（至今发病 5 次，频率不固定，基本在高脂饮食后发病，均以急性胰腺炎对症治疗后好转）；CT 增强扫描发现胰体尾部占位，6.2 厘米 ×3.6 厘米 ×3.4 厘米，边界不清，增强后各期呈弱强化。考虑腺癌，周围脂肪间隙见数枚小淋巴结，累及脾动静脉，相应管腔狭窄，管壁不光滑，脾脏上极小结节及右侧肾上腺结节性质待定。

治疗：肿瘤局部进展，先行吉西他滨＋白蛋白紫杉醇新辅助化疗 3 次后，行胰体尾切除术＋脾切除术＋扩大淋巴结清扫术。病理诊断：胰腺低分化导管腺癌，5 厘米 ×4 厘米 ×3 厘米，脉管内见有癌栓，神经见有癌侵犯，淋巴结未见阳性。

点评

　　本例患者胰腺疾病发病过程：胰腺炎 21 年→糖尿病 2 年→胰腺癌。胰腺炎和糖尿病病史分别是胰腺外分泌功能和内分泌功能不良的体现，建议该类患者密切关注胰腺的体检，特别是在高体重指数的情况下。胰腺癌发病隐匿，临床症状无特异性或无症状，本例患者若不是因为血糖控制不佳入院检查发现胰腺占位，可能会失去手术机会。

（杨佳丽　王槐志）

关键点 64 | 中低风险人群：不良生活习惯或疾病病史

- 体重较为丰满的人士
- 吸烟、饮酒、高脂饮食人群（注意：此不意味着吃素可以避开胰腺肿瘤）
- 经常熬夜或经常进食夜宵的人群
- 胆囊切除术后
- 幽门螺杆菌感染的人群
- 非 O 型血人群
- 老年人（注意，此并不意味着胰腺肿瘤会放过年轻人）

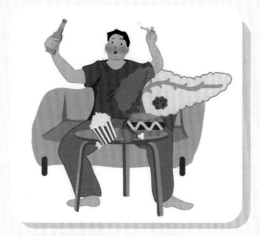

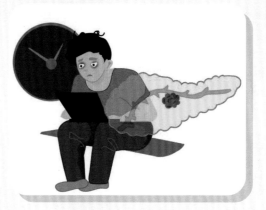

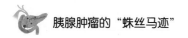

病例 53　胰腺非常"怕"烟酒

男性，67岁。每天吸烟10支、饮52度白酒半斤，持续30年。无糖尿病等基础疾病。

● 间断上腹痛5月余来诊。曾至当地医院行胃镜检查提示胃多发息肉，行内镜下胃息肉切除术，出院后腹痛无缓解，近5个月体重下降10 kg。

● 上腹部CT增强扫描及磁共振增强扫描提示胰腺颈部可见约32毫米×21毫米团块样病灶，增强后不均匀强化，与周围血管分界不清，考虑胰腺癌，遂行超声内镜引导细针穿刺抽吸术。

● 超声所见胰腺颈部一低回声占位性病变，形态不规则，血流信号不丰富，穿刺病理回示腺癌。

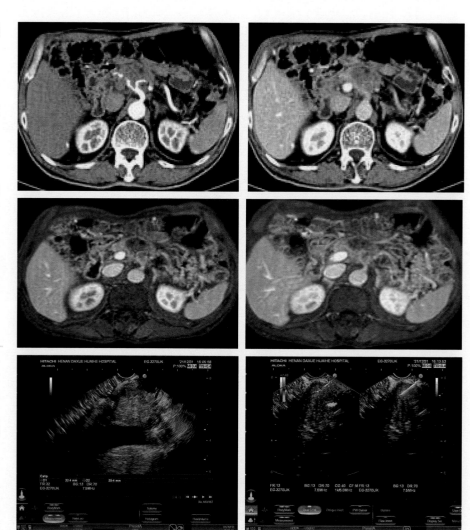

点评

吸烟和饮酒对胰腺的伤害是很大的，尤其当出现"胃痛""体重下降"时，要高度警惕胰腺肿瘤的发生。

（赵江海）

病例 54 吸烟，也要当心患胰腺疾病，尤其是癌变

男性，41 岁，已婚，长期吸烟史。

● 无明显诱因反复出现上腹部隐痛 2 个月余，当地胃镜提示 "浅表性胃炎"，药物治疗后疼痛时好时坏。遂来院就诊。

● 查腹部 CT 增强扫描示胰腺颈体部肿瘤，侵犯腹腔干、门静脉、肠系膜上静脉，考虑局部进展期胰腺癌。

予以冷冻消融治疗，术中快速病理提示腺癌。

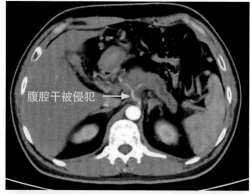

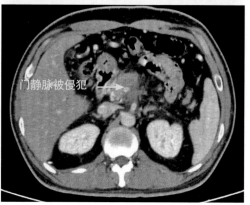

点评

　　对于多数居民或非专业人士而言，上腹部只要有痛就认为是胃病引起的，这一观念根深蒂固，且在给予一些药物治疗后，腹痛症状往往又会有所缓解，这会进一步加深此观念。本例患者就是如此。因此对于首发症状为剑突下疼痛、胃镜检查无异常同时具有高危因素，如吸烟、饮酒、糖尿病病史、胰腺炎病史、胰腺癌家族史等患者，应警惕胰腺肿瘤。

（赵鹏程　田伯乐）

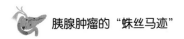

病例 55 饮酒，更要当心胰腺癌

患者，男性，64 岁，长期饮酒。

- 发现胰尾囊性结节 6 年余。
- 腹部影像学随访检查提示病灶进行性增大。CEA、CA19-9 均在正常范围。
- 超声胃镜：胰尾部胰管扩张明显，管壁增厚，胰管内可见散在等回声结节影，胰尾后方可见一囊实性占位，可见不规则分隔，局部可见片状等回声影，病灶边界欠清，病灶与主胰管相通。

予以胰腺体尾部 + 脾脏切除，病理示胰腺导管内乳头状黏液性肿瘤，伴低级别上皮内瘤变。

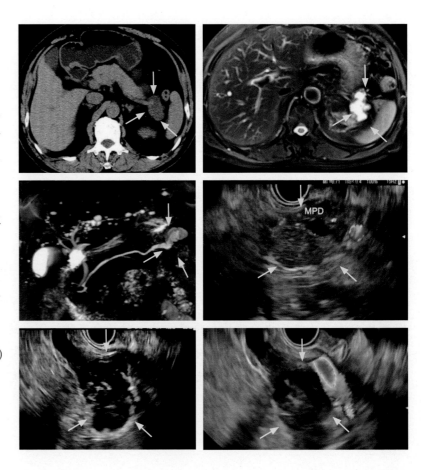

点评

胰腺主胰管型导管内乳头状黏液性肿瘤癌变风险高，手术治疗为首选。

（潘 达 潘 杰）

病例 56　胆总管扩张，或许不是胆囊切除术后的代偿

女性，89 岁，50 年前因急性胆囊炎行开腹胆囊切除术。术后复查胆总管轻度扩张。

● 本次因"皮肤、眼睛发黄伴尿黄 2 周"入院。

● 磁共振增强扫描示胆总管扩张（红色箭头），胰腺头颈部占位，考虑胰腺癌（黄色箭头）。

治疗：胰十二指肠切除术。术后病理：胰腺导管腺癌。

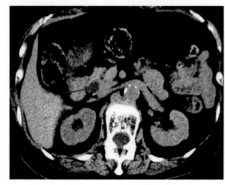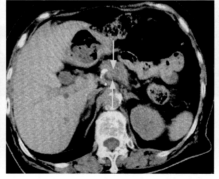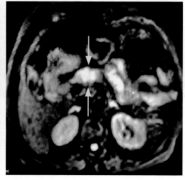

点评

胆囊切除术后胆总管往往代偿性扩张，胰腺癌就会钻这种空子。

作为胰腺癌风险之一，胆囊切除术后的胆管扩张务必注意排除胆道下段梗阻：万一，胰腺肿瘤以此为掩护呢……

（王　俊）

病例 57　年轻人，有时离胰腺癌也很近

　　女性，28 岁，未婚。右侧腰腹部反复疼痛 6 月余。5 天前外院腹部 CT 增强扫描示胰腺颈部占位，收治入院后行术前 CT 及磁共振成像、超声内镜，考虑胰腺癌，予以手术治疗。术后病理示胰腺导管腺癌。

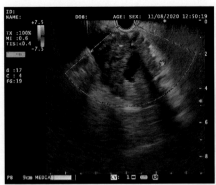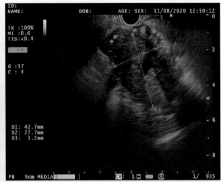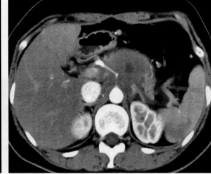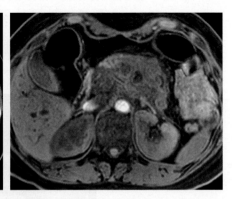

点评

　　胰腺癌曾被称为"老人病"，意思是老年人才会患此病；然而临床实践是复杂的，近年来，随着生活节奏的加快、不良生活习惯的增多等因素，年轻人罹患胰腺癌，也时有遇见。

病例 58　年轻，不意味着会被胰腺疾病放过

男性，30岁，未婚。因皮肤、巩膜黄染1周到医院就医，腹部CT增强扫描和超声内镜均提示胰腺钩突占位，浸润了胆总管，引起梗阻性黄疸，好在尚未出现远处转移。进行了外科手术切除，术后证实为胰腺导管腺癌。

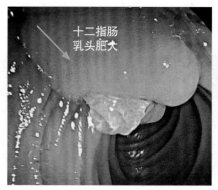
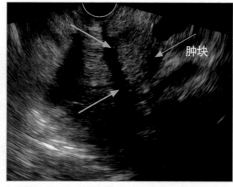
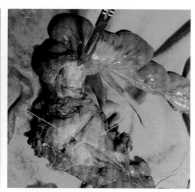

点评

胰腺癌与年龄因素并不完全相关，近年来其在年轻患者中发病率逐年上升。如果出现身体不适，建议积极就医，不以年龄、性别判断疾病是否会发生，在日常生活中尽量远离致癌因素，可以在较大程度上预防胰腺癌的发生。有家族遗传病史的年轻患者，需要定期到医院进行体检，早期诊断，早期治疗。

（胡珊珊）

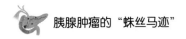

病例 59 年轻人，也要关注胰腺

　　女性，35 岁，2 周前自感"胃部不适"，未在意。后"无意间发现眼睛黄了"，赶紧到医院就诊，查总胆红素比我们正常人高了近 10 倍，CT 增强扫描及磁共振成像诊断为胰头部导管腺癌，侵犯胆总管末端及十二指肠降段，伴低位胆道梗阻及阻塞性胰腺炎。肿块接触肠系膜上动脉管径 ≤ 1/2 周，管腔未见狭窄，包绕胃十二指肠动脉。静脉：侵犯肠系膜上静脉主干近全程，管腔闭塞，肠系膜间隙及前腹壁下见曲张静脉。已然失去手术指征。遂行超声内镜引导下细针穿刺术，见腺癌细胞。

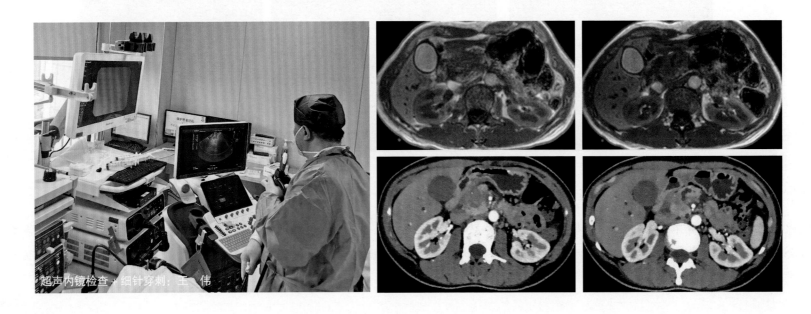

超声内镜检查 + 细针穿刺：王 伟

点 评

　　传统意义上，我们常常认为老年人多发恶性肿瘤，然临床实践是复杂的，发生在年轻人身上的胰腺癌，最容易被忽略。

关键点 65 | 我妈妈饮食主要是吃素，也不吸烟、饮酒，怎么会得胰腺癌呢

- 油腻饮食、烟酒嗜好人群罹患胰腺癌暨胰腺肿瘤风险高，但绝对不意味着只有吸烟、饮酒、大鱼大肉的人才容易罹患胰腺肿瘤。
- 资料显示，胰腺癌患者中，女性占 30% ~ 40%，她们绝大多数是无烟酒嗜好的，饮食也较为清淡。
- 研究显示，胰腺癌与吸烟、饮酒、暴饮暴食、熬夜、宵夜等多种不良生活习惯有关，也与不良情绪或精神压力有关。同时，与家族的糖尿病、胰腺疾病或癌症背景有一定关联，与胆囊切除术后状态也是存在一定相关性，甚至还有一些目前无法确定的诱发因素参与，非常复杂。

点评

以吃素为主的饮食，是健康生活的一部分，但绝不意味着可以避免胰腺疾病的发生。同时，肉蛋奶蔬菜水果的多样化饮食，更有利于营养均衡和身体健康。

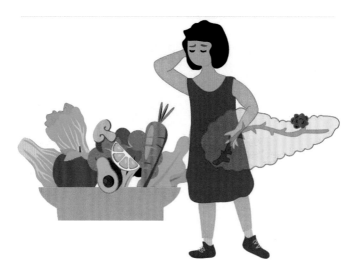

（王　剑）

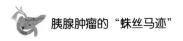

关键点 66 | 及时、严谨、专业性体检，无症状人群的保障

● 严谨、专业性体检对胰腺肿瘤早筛早诊的意义非常重要，仅依靠"能吃能喝""没有腹痛"等症状非常不可靠。

➤ 胰腺肿瘤早期没有症状，胰腺肿瘤早期的唯一症状是没有症状。

➤ 约 1/3 的患者甚至没有首发症状，或者首发症状轻微。

● 在这一过程中，我们尤其要关注被称为胰腺导管腺癌前体的胰腺三大癌前病变：黏液性囊性肿瘤、导管内乳头状黏液性肿瘤、胰腺上皮内瘤变或慢性胰腺炎。

体检的专业性非常强。单纯的腹部彩超或腹部 CT 平扫非常容易漏诊早期胰腺疾病。

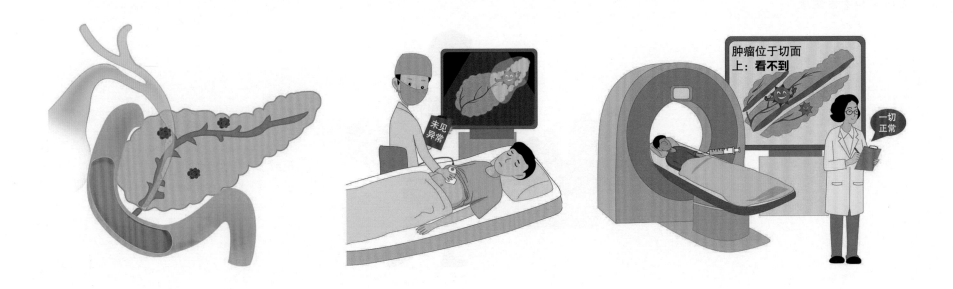

病例 60　症状出现往往就太迟了

　　女性，79 岁。1 个月前因腹痛、腹胀至当地医院就诊，查腹部 CT 提示胰尾部肿块，考虑恶性肿瘤侵犯脾动脉，伴肝内多发转移、腹膜转移。行大网膜肿物切除活检，病理结果提示符合胰胆管型腺癌，考虑胰腺癌转移可能性大。因已存在远处转移，手术切除肿物意义不大，后续只能行化疗等综合治疗。

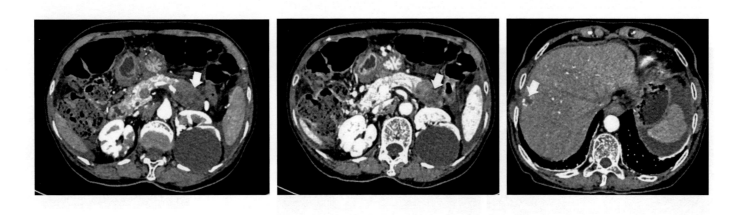

点评

　　胰腺癌早期症状不明显，一旦有症状往往已是中晚期，因此定期筛查很重要，尤其是中老年人群或者经常腹部不适的人群。

（付志强　李德清）

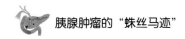
病例 61 "健康人群"中早筛早诊的法宝

女性，53岁。患者1周前体检时查腹部B超发现胰腺占位。后来我院就诊，查肿瘤标志物 CA19-9 2871 U/mL（参考值：<34 U/mL），CA125 119 U/mL（参考值：<25 U/mL），癌胚抗原 37.2 ng/mL（参考值：<5 ng/mL）。腹部 CT 提示胰体尾部肿块（6.8 厘米 × 4.5 厘米 × 4.1 厘米），考虑胰腺癌。遂行手术治疗。术后病理示胰腺导管腺癌。

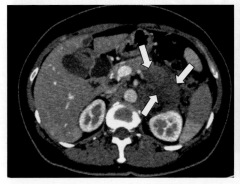
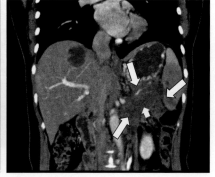

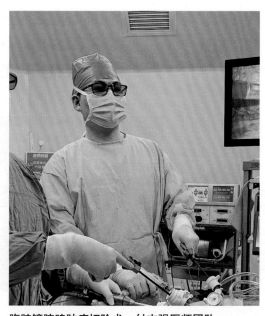

腹腔镜胰腺肿瘤切除术：付志强医师团队

点评

胰腺癌的防治，关键在于早发现、早诊断、早治疗。定期体检、早期筛查能在一定程度上发现无症状胰腺癌，是早诊早治胰腺肿瘤的重要手段之一。同时也显示，依靠症状判断胰腺是否有问题是多么不可靠：该病灶都近7厘米了，还没有明显不适。

（付志强　李德清）

病例 62 体检非常重要，哪怕是年轻人

女性，34 岁。1 个月前体检发现胰腺肿块入院。20 余年前发生外伤性胰腺炎 1 次。无烟酒嗜好，无糖尿病病史。

入院后

● CA19-9 等肿瘤标志物均正常，血糖稍高（6.54 mmol/L）。

● CT 增强扫描、磁共振增强扫描见胰腺胰尾部囊实性占位伴多发钙化，伴陈旧性血肿。

● 超声内镜示胰腺尾部一乏血供囊实性病灶，直径最大 4.5 厘米，内部及边缘见钙化灶；胰周未见异常淋巴结影。

予以胰体尾切除术。术后病理示胰腺实性假乳头状肿瘤。

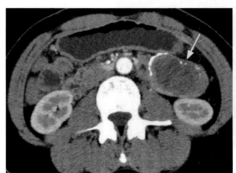 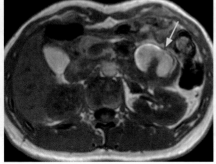 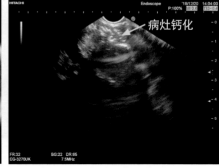 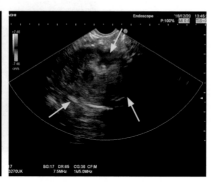

点评

近年来，胰腺肿瘤的年轻化趋势越来越明显，尤其是风险人群。本例患者仅有胰腺外伤史这一点，就足以需要引起对胰腺肿瘤的警惕了。

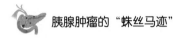
病例 63 有胆囊切除病史，要警惕胰腺癌

女性，65 岁，腹胀伴皮肤、巩膜黄染 10 天。

● 15 年前因胆囊结石行胆囊切除术，高血压病史 20 余年，血糖升高病史 10 年，目前服用二甲双胍片治疗，血糖控制稳定。

● 外院 B 超提示肝胰壶腹部低回声占位。入院后术前血 CEA 0.95 ng/mL（0 ~ 5 ng/mL），CA19-9 1445.22 U/mL（0 ~ 37 U/mL），CA242 26.68 IU/mL（0.05 ~ 20 IU/mL）。

● 胰腺 CT 增强扫描提示胰头颈交界区见低密度病灶，大小约 1.3 厘米 ×2.8 厘米，考虑胰腺癌。

治疗：胰十二指肠切除术；术后病理：胰腺腺癌。

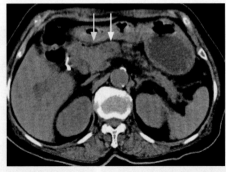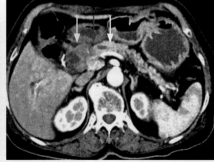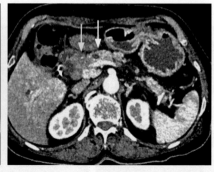

点评

　　胆囊切除病史是胰腺癌风险因素之一，若同时存在第 2 风险因素即糖尿病病史，则胰腺癌发生风险再次增加。针对多个胰腺癌风险因素或胰腺癌高风险人群，开展早期体检及复查非常重要。

　　本例患者显然就诊较晚（稍稍庆幸的是手术适应证尚在），病灶已经较大（近 3 厘米），故腹部 B 超即已经发现了占位，CT 平扫也可以看到头颈部的病灶（黄色箭头），但是，头颈部的病灶（黄色箭头）、扩张的胰管（白色箭头）和胆总管（红色箭头）在动脉期显示得明显比平扫时清晰。

（刘庆生）

病例 64　胆囊切除术，胰腺容易受损伤

女性，62 岁，无吸烟、饮酒史，糖尿病病史 6 年，使用胰岛素（精蛋白锌重组人胰岛素注射液 12 U、每天两次）治疗，血糖控制尚可。13 年前因急性胆管炎、肝脓肿入院治疗，在院期间肝脓肿穿刺引流及胆囊切除术。

- 来诊主诉为"上腹刀割样痛及胸痛频繁发作 3 个月"，外院行心脏造影未见异常。当月于外院消化科就诊，考虑胆总管结石伴急性胆管炎，予以内镜取石术。术后上腹痛无明显缓解，遂至我院，腹部彩超示肝内胆管积气，胆囊已切除，胰腺体尾交界处低回声结节，直径约 2 厘米；胰腺癌待排。

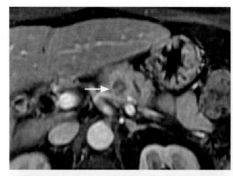
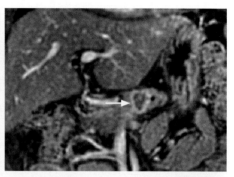
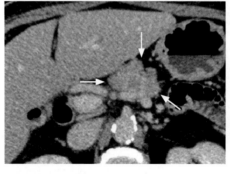
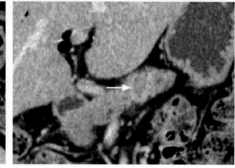

- 收住院。CA19-9 73.3 U/mL，CA50 471 U/mL，CA72-4 7.62 U/mL。腹部 CT 增强扫描示胰体部结节，2.1 厘米 ×1.6 厘米，考虑肿瘤性病变，主胰管稍扩张，胆囊术后，胆管支架置入，肝内外胆管扩张积气。磁共振增强扫描示胰体部结节，2.1 厘米 ×1.6 厘米，远端主胰管扩张，胰腺尾部萎缩，考虑胰腺肿瘤性病变，拟诊胰腺癌。

- 治疗：行胰体尾切除术 + 全脾切除术 + 胆总管空肠吻合术，术后病理示胰腺导管腺癌。

点评

　　胆囊切除术后、糖尿病病史均为胰腺癌风险因素；反复胆道感染更可影响胆胰管微环境，诱发癌变。本例患者胰腺癌显然被发现得较迟了，庆幸的是，手术指征尚存。

（吴文广）

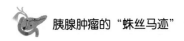

关键点 67 | 无症状人群的风险评估

中华医学会肿瘤学分会早诊早治学组发布了一个胰腺肿瘤的风险评分系统（右图），对胰腺癌早期的筛查具有非常好的临床意义，可供临床参考。

胰腺肿瘤风险因素非常复杂，该评分系统只是对常见情况进行了总结，无法囊括所有的临床实践。

胰腺癌的风险人群：

● 低风险人群（40 ~ 70 分）

● 中风险人群（70 ~ 99 分）

● 高风险人群（≥ 100 分）

数据来源：中华医学会肿瘤学分会早诊早治学组 . 中华医学会肿瘤学分会胰腺癌早诊早治专家共识 . 临床肝胆病杂志，2020，36（12）：2675–2680.

危险因素		评分（分）
年龄	46 ~ 55 岁	2
	56 ~ 65 岁	5
	>65 岁	10
吸烟指数	200 ~ 300 支 / 年	3
	301 ~ 400 支 / 年	5
	>400 支 / 年	10
胆囊、胃等脏器良性疾病手术	术后 11 ~ 20 年	5
	术后 >20 年	10
Ⅱ 型糖尿病史	<10 年	5
	≥ 10 年	10
临床症状	厌食	25
	上腹胀痛、不适	25
体量指数（超过正常值的百分比）	<10%	10
	10% ~ 30%	20
	>30%	30
饮白酒史	251 ~ 500 克 / 周	3
	>500 克 / 周	10
肿瘤家族史	肿瘤（非胰腺癌）家族史	10
	胰腺癌家族史	30
慢性胰腺炎病史	11 ~ 20 年	10
	>20 年	20

第二节 筛查及诊断措施

- 首选胰腺磁共振增强扫描或胰腺 CT 增强扫描（无条件者可用上腹部 CT 增强扫描替代），辅以肿瘤标志物检查。

- 若发现问题、疑点或微小病灶等异常或不能确定的情况，可采用超声内镜检查（首选专业医师进行纵轴超声内镜检查，若无条件，可行环扫超声内镜）。

- PET/CT、PET/MRI 在确定胰腺外转移、评价全身肿瘤负荷方面优势明显，但其成像主要依赖肿瘤的代谢活性和代谢负荷，设若肿瘤代谢活性不高（如发病早期），其临床意义大打折扣，与同样有较高代谢活性的肿块型胰腺炎的鉴别往往比较困难，且价格昂贵，难以在早筛早诊的临床实践中大规模实施。

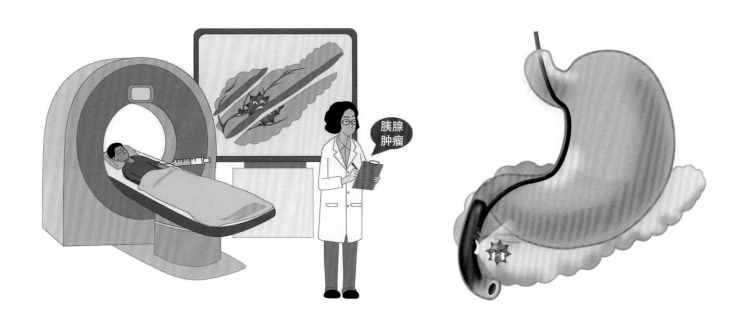

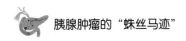

关键点 68 | 胰腺磁共振增强扫描和胰腺 CT 增强扫描哪个好

两者各有优势（参见本书"影像学检查"部分）。

- 磁共振增强扫描除可显示胰腺肿瘤位置及特征外，在显示胰腺旁淋巴结和肝脏内有无转移病灶方面优于 CT 增强扫描；磁共振胆胰管成像与磁共振薄层动态增强联合应用，有助于对胰腺囊性或实性病变的诊断及鉴别，并可进一步显示胰、胆管的扩张及侵犯情况。

- 简单而言，CT 找胰腺钙化、看胰腺形态或肿块比较好；磁共振成像看胰管胆管或囊性病灶，更有优势。

- 如右侧浆液性囊腺瘤的图片。我们看到，CT 将钙化点显示得非常清晰（白色箭头），而磁共振图片里，几乎看不到钙化的影子；同时，两个囊肿在 CT 图片上，比较模糊（红色箭头），而在磁共振成像时则比较清晰（黄色箭头）。

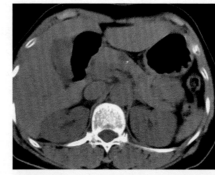

CT 平扫   CT 增强扫描

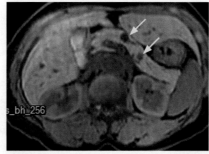 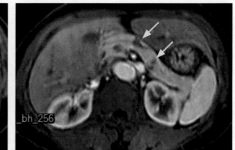

磁共振成像   磁共振成像

关键点 69 超声内镜助您解惑

超声内镜对微小细节清晰显示的特点，使得其在胰胆疾病的论断中发挥着巨大的优势，尤其是 CT 增强扫描、磁共振增强扫描无法显示或显示欠清晰的病灶（参见本书的"超声内镜"部分）。

女性，64 岁，左上腹时有隐痛 1 年余，发作无明显诱因。

● 外院影像学检查示胰腺体尾部小结节样改变，考虑良性。来诊，确定下一步诊疗方案。

● 入院后检查，CA19-9 等肿瘤标志物正常，CT 及磁共振成像显示胰腺尾部一个非常小的结节及钙化（白色箭头标识）。

● 超声内镜检查示胰腺尾部一低回声结节，其中一个截面大小分别为 16 毫米 ×21.8 毫米，大部分边缘较整齐，小部分边缘稍显毛糙，局部质地较硬（蓝色越深越硬），内部见高回声影，后方伴声影（钙化灶）。

● 超声内镜后交流病情：诊断肿块型胰腺炎，该肿块即将癌变或发生了轻度癌变，建议手术治疗。患者接受了手术治疗，术后病理示慢性胰腺炎伴假性囊肿形成，胰管扩张伴结石形成，PanIN-2 级。

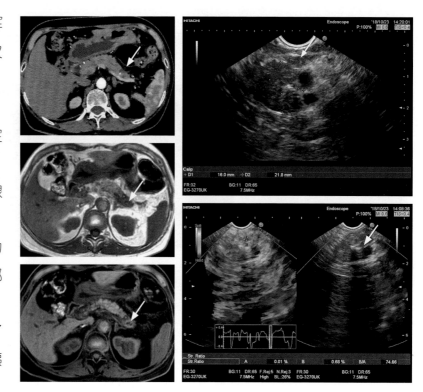

点评

　　胰腺上皮内瘤变（PanIN）作为胰腺癌前期病变，分为 3 级，即 PanIN-1、PanIN-2 和 PanIN-3，其中，PanIN-3 为高级别上皮内瘤变，接下来就是侵袭性胰腺导管腺癌了。在进展至高级别上皮内瘤变前给予及时切除，可阻止严重后果的发生，对寿命几乎无影响，而且无需化疗，节省了后续治疗费用。

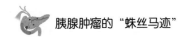

胰腺肿瘤的"蛛丝马迹"

病例 65 高危症状务必重视：有些"胃疼"并不是胃病

男性，60 岁，因"胃痛 1 年余"来诊，接诊的我感觉很奇怪："没见过这样的胃痛，一年多了还不好"。

建议患者行 CT 检查，结果显示胰腺萎缩、大量胰管结石，诊断为慢性胰腺炎。遂建议患者行内镜治疗，腹痛很快好转。

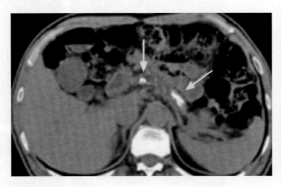
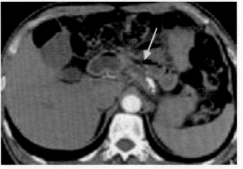

点评

　　由于胰腺位于胃及十二指肠后方，腹痛部位往往也是上腹部或左上腹部，于是，所谓的"胃痛"就产生了。而实际上，这是胰腺出了问题后，在对外"呼救"，虽然"声音"有点小。

160

病例 65（续1） 慢性胰腺炎是可以遗传的

我们继续复习病例 65 中提过的老先生的病情。

确诊慢性胰腺炎后，建议其有血缘关系的家庭成员，都做个 CT 检查一下，结果，我们看到，其妹妹的胰腺也发生了萎缩和钙化（红色箭头），其姑姑的胰腺也有广泛的钙化（白色箭头），符合遗传性慢性胰腺炎的诊断标准（一级亲属 2 位发病，或二级亲属 3 位发病）。最终诊断为遗传性慢性胰腺炎。

点评

确诊慢性胰腺炎后，认真做好患者家系成员的调查和筛查是后续的重要工作之一，此项工作对患者随访措施的制定、家系成员的早期预防与干预，具有非常重要的意义。

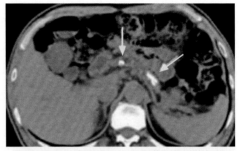

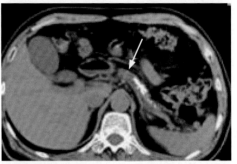

妹妹

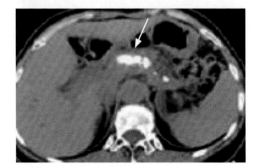

姑姑

病例 65（续2） 癌变的胰腺疾病有时单个检查未必能检出

我们继续回顾病例 65 中老先生的病情。

老先生确诊遗传性慢性胰腺炎后，依据医嘱，每 2 ~ 3 个月复查 1 次肿瘤标志物。2 年后，CA 19-9 轻度升高（72 U/mL，超过正常参考值 1 倍）。建议赶紧行超声内镜检查。

4 个月后，患者因"皮肤巩膜黄染"再次来诊。得知患者到其他医院再次就诊过。我问："您做的超声内镜呢？"答："太难受了，那位主任说，不要做超声内镜，做个磁共振成像也行；磁共振成像报告显示没有发现什么，就是慢性胰腺炎"。

无奈，建议患者做 PET/CT，结果显示胰腺头部高代谢病灶，考虑胰腺癌，遂行手术治疗，术后病理诊断为胰腺导管腺癌。

之后，多次行化疗治疗。

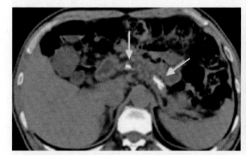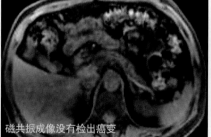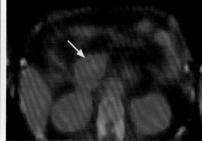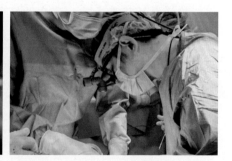

磁共振成像没有检出癌变

胰腺肿瘤切除术：许志伟医师团队

点评

（1）普通慢性胰腺炎的癌变率整体在 1% ~ 2% 左右，为胰腺癌重要风险因素之一，故制定科学规范的慢性胰腺炎随访与复查措施非常重要，尤其是遗传性胰腺炎，其癌变风险急剧上升（终身发生胰腺癌的概率＞50%），万万不可大意、麻痹。同时，对于传统影响学检查未见癌变迹象的患者，积极仔细的超声内镜检查是必须的检查之一。

（2）还有一点儿遗憾或需要注意的是，有些临床医师或部分医师对胰腺疾病的修为及对影像学检查的理解，尚不能满足对"无声潜行"胰腺肿瘤早筛早诊的临床要求。前途多艰，任重道远！

病例 66 有时，需要多项检查方能使胰腺肿瘤现身

男性，47 岁，既往体健。

- 1 个月前无明显诱因出现上腹部阵发性绞痛，无明显放散痛，伴恶心、呕吐，呕吐物为胃内容物，无呕血、黑便等，就诊于当地医院，磁共振成像示胰腺炎、胰管迂曲，上腹部 CT 示弥漫性自身免疫性胰腺炎伴硬化胆管炎、胰头占位待排，来诊。

- 肝功能：CA19-9 等肿瘤标志物正常；γ-GT 163 U/L（参考值：7 ~ 50 U/L），ALP 157 U/L（参考值：45 ~ 135 U/L），余肝功能指标、免疫球蛋白、IgG4、血糖等均正常。

- CT 示胰腺炎，伴包裹性坏死？胰腺占位不能排除。

- 超声内镜见胰腺头部及钩突部较低回声影，细针穿刺细胞学检查未见恶性肿瘤细胞。

- 经内镜逆行胰胆管造影及 Spyglass 活检，病理（胆管）见恶性肿瘤细胞。予以外科手术治疗，术后病理示胰腺导管细胞癌。

点评

胰腺癌有时诊断困难，表现"隐匿"，对于症状缓解不明显患者，要制定严格的检查或随访复查措施，以防遗漏。

（张 媛 朱苏敏）

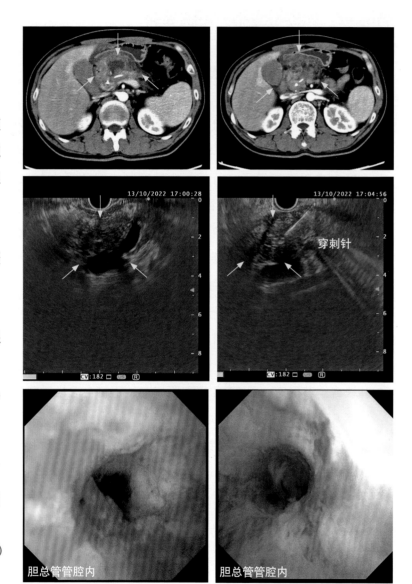

163

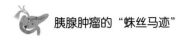

病例 67　贵的检查不一定就准确

这是一位 49 岁的女性胰腺癌患者。

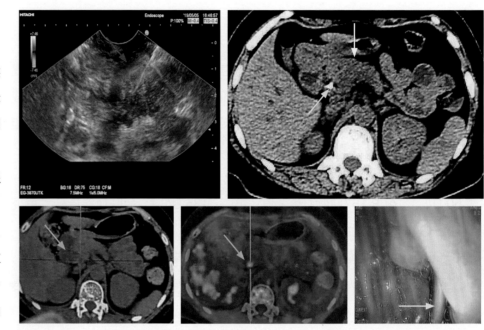

● 主诉"上腹部疼痛 3 个月，黄疸 2 个月"。入院检查虽然
CA19-9 等肿瘤标志物正常，但影像学检查评估后，显示
已经失去手术指征了，行超声内镜穿刺（红色箭头）、细
胞学检查后确诊胰腺癌，给予化疗。

● 回顾病史，患者 2 个月前在外院做过 CT 检查，提示胰腺
钩突部病变伴胆总管（胰上段）管壁增厚，伴胆道梗阻，
考虑 IgG4 相关性疾病（白色箭头），检验 IgG4 0.121 g/L、
CA19-9 55.2 U/mL。再行 PET/CT，显示"胰腺钩突部位
FDG 摄取增高，边缘模糊，以前缘为著（橙色箭头）"……
综上所述，病变累及多个部位、多种组织，未形成明显的
肿块或结节形态，且 FDG 摄取不均匀，不符合恶性肿瘤的
典型 PET/CT 表现，考虑炎性病变可能，请结合临床。

● 遂于 2 个月前于外院行内镜下胆总管支架减黄治疗（黄色箭头）：失去了最宝贵的手术机会。

点评

　　若一开始就做一下精细的超声内镜检查，或许就不会漏诊了。

第三节 复杂的临床实践

临床是鲜活的,临床实践是复杂的

● 对堪称业界"伪装大师"胰腺肿瘤而言,"不按常理""剑走偏锋",是其常规。

● 医师专业方面修为的深度,接诊医师的知识面的宽度,对影像检查资料的读取水平,往往是胰腺疾病得到准确、及时治疗的关键。

● 患者及家属的配合和理解是完成早筛早诊的前提。

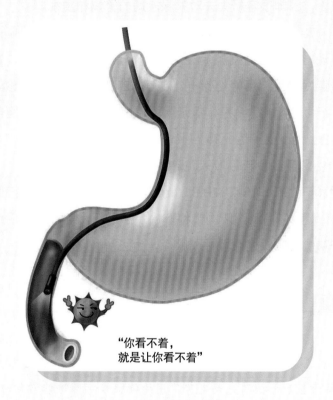

"你看不着,
就是让你看不着"

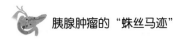

病例 68 医师对胰腺疾病的警惕和重视非常重要

比起常见病多发病，胰腺疾病的发生率毕竟很低，有时难免形成一些思维定式，加以有些检查无法得到理解等因素，久而久之，医师很容易失去对胰腺疾病的警惕和重视。

男性，73 岁，左上腹隐痛不适 9 个月。9 个月前无明显诱因出现左上腹隐痛不适（"胃痛"），于消化科门诊就诊，胃镜检查后服用治疗胃炎药物，效差。2 个月前消化科门诊就诊，行上腹部 CT 平扫，提示胰腺尾部占位。遂建议行腹部磁共振成像，2 个月后拿到报告，胰腺尾部占位性病变，考虑恶性肿瘤，10 天后收入院。

入院检查：CA 19-9 <0.8 U/mL，CEA 7.77 ng/mL。行胰腺 CT 增强扫描及超声内镜检查确定后行手术治疗，术后病理示胰腺导管腺癌、慢性胰腺炎伴高级别上皮内瘤变。

点评

该患者病灶的发现及诊断有很多可以提前的时间节点：①节点 1：左上腹隐痛 7 个月，胰腺已经在求救了；②节点 2：鉴于 CT 平扫的先天劣势，用于胰腺疾病筛选非常粗糙，很容易漏掉一些小病灶；③节点 3：CT 平扫发现疑点了，然后行磁共振成像，之间又耽搁了近 2 个月。

2017 年 4 月
左上腹隐痛（无诱因）
↓【节点 1】
2017 年 11 月 9 日
CT 平扫

↓【节点 2】
2018 年 1 月 4 日
磁共振成像

↓【节点 3】
2018 年 1 月 14 日
住院
胰腺 CT 增强扫描
超声内镜

病例 69 自己会读片，眼睛要敏感

有时，患者只有腹部 CT 平扫片，即使报告未见异常，我们也需仔细读片，或可发现端倪。

我们复习一下这位女士的 CT 片子。

68 岁，近 2 个月发现血糖升高。CA19-9 正常。

外院 CT 平扫报告胰腺未见明显异常，我们自己读片后发现胰腺颈部密度稍低（图 A，图 B），遂建议进一步行胰腺 CT 增强扫描，显示胰腺颈部低密度灶更为明显（图 C，图 D）。予以磁共振增强扫描及超声内镜检查（图 E，图 F）进一步确认及讨论后，临床诊断为胰腺癌，建议行手术治疗，术后病理示胰腺导管腺癌。

点评

影像学检查报告是临床诊疗的重要参考依据，然而，单纯依靠影像学检查报告看病有时又是非常危险的：除非能确定写报告的医师将所有细节都写入了报告。由此，强烈建议患者就诊时除了携带外院检查报告外，切勿忘记影像学胶片，不论该检查距今有多少年。同时，积极接受医师再次进行相同检查的复查（前后对比或确认）或进一步行其他相关检查的建议。

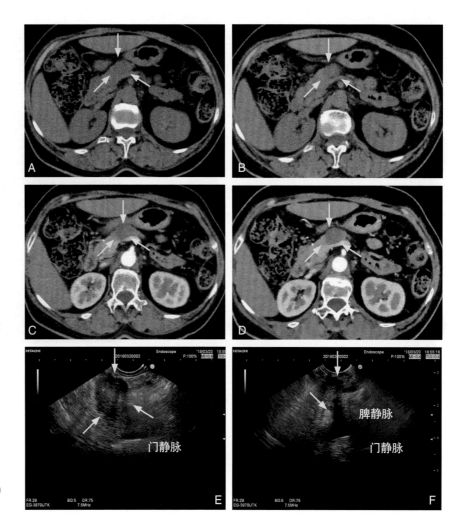

病例70 没发现病灶，或许只是因为其隐藏得深

女性，70岁，皮肤、巩膜黄染半个月，伴腹胀、恶心、呕吐、腹泻。

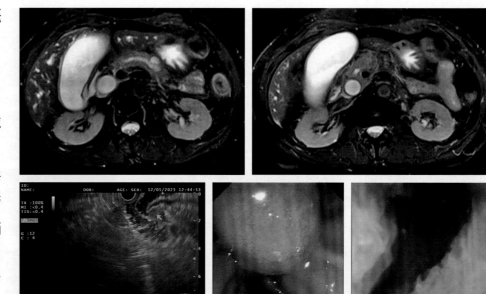

● 实验室检查：ALT 90 U/L，AST 60 U/L，总胆红素 169.8 μmol/L，直接胆红素 98.9 μmo1/L，间接胆红素 70.9 μmo1/L，碱性磷酶 222 U/L，GGT 291 U/L。

● CT 示肝内、外胆管及主胰管扩张明显，胆囊增大。磁共振增强扫描＋磁共振胆胰管成像：肝内、外胆管及主胰管扩张明显，胆囊增大，胆总管下端及胆囊内可见絮状 T2 稍低信号影，考虑为泥砂样结石。

● 超声内镜：胆囊及胆总管多发片状回声影，胆胰管汇合下方壶腹部可见一小片状低回声占位，截面大小约 8 毫米（绿色箭头）。

行内镜逆行胆胰管成像切开十二指肠乳头，置入胆道镜，见胆总管下端可疑软组织，予以活检，病理提示腺癌。遂予以胰十二指肠切除术，术后病理示（胰十二指肠）低分化腺癌，结合形态学及免疫组化，符合壶腹部腺癌。

点评

对于紧邻胰腺头部的壶腹部小肿瘤，常规影像学诊断困难，超声内镜检查可使病灶无所遁形，内镜逆行胆胰管成像活检有助于疾病的进一步诊断。

（易　楠）

病例 71 腹痛、恶心、腹泻，胃镜检出溃疡，却仍只是表象

男性，72 岁。无烟酒嗜好，无糖尿病病史。

- 2 个月前自感腹痛伴恶心、呕吐、腹泻，外院胃镜示胃窦黏膜病变、十二指肠降部多发溃疡。2 周前患者再次出现恶心、呕吐、腹泻，1 天内呕吐咖啡样液体 10 余次，出现水样腹泻 5 次。
- 神经元特异性烯醇化酶 28.14 ng/mL，余 CA19-9、CEA、CA125、AFP 等肿瘤标志物及肝肾功能正常；血糖 4.61 mmol/L。
- 胰腺 CT 增强扫描延迟期示胰腺头部结节样隆起，磁共振胆胰管成像示胰头部主胰管中断、上游管腔扩张。超声内镜示胰腺头部一富血供的低回声病灶，质地硬，边缘欠规则。

予以胰十二指肠切除术，术后病理示胰腺神经内分泌肿瘤。

点评

腹痛、恶心、腹泻，胃镜还发现溃疡，却仍只是表象：胰腺肿瘤的"伪装术"堪称完美。

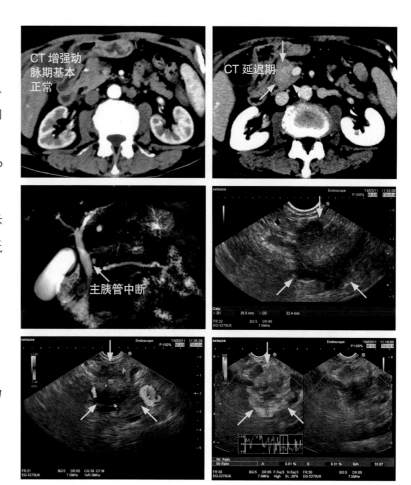

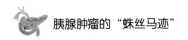

病例72　胆囊结石、肿瘤标志物正常，有时只是胰腺癌的伪装

男性，49岁，糖尿病8年，肺结核史，无饮酒，无手术史。

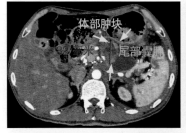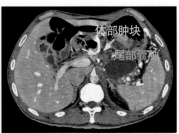

- 上腹隐痛4月余，进食后加重，伴左肩、左腰、背部不适，数小时后好转，4个月内体重减轻4kg，外院诊断为急性胰腺炎伴胆囊结石，对症治疗后好转。半个月后再现腹痛性质同前，就诊于第2家医院，诊断为胰腺炎包裹性坏死或脓肿形成、胰体低密度影肿瘤待排，对症治疗好转后出院。出院后上述腹痛反复发作，程度较前轻，就诊于第3家医院，诊断为慢性胰腺炎合并包裹性坏死，对症治疗后好转出院。为进一步治疗就诊我院。

- 血清肿瘤标志物：CA19-9 < 1 U/mL（参考值：< 25 U/mL），CA125 33.43 U/mL（参考值：0～35 U/mL），CA242 < 0.5 U/mL（参考值：< 20 U/mL），CEA 1.02 mg/mL（参考值：< 4.5 mg/mL）。

- CT增强扫描示胰腺体部占位（3.1厘米×3.1厘米），考虑胰腺癌，病灶与周围组织分界不清，周围可见肿大淋巴结，并环形强化，伴腹腔干、脾静脉受侵，周围淋巴结转移，胰尾萎缩，主胰管扩张，继发胰腺炎，胰腺尾部囊性密度影，提示假性囊肿形成。

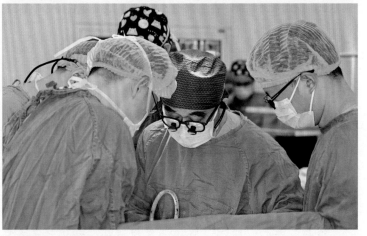

主刀医师：王槐志

治疗：行胰体尾切除术＋脾切除术＋淋巴结清扫术＋胆囊切除术。术后病理诊断：胰体尾中分化导管腺癌，脉管内未见癌栓，神经组织见癌侵犯。

点评

　　血清肿瘤标志物阳性并不是胰腺癌确诊的必要因素；胰腺癌发病隐匿，临床上腹痛症状常与胰腺炎和胆囊结石混淆，此时CT增强扫描和磁共振成像有助于医师辨别，切勿只做超声检查或者CT平扫，以免漏诊误诊。

（杨佳丽　王槐志）

病例 73 慢性胰腺炎的癌变，往往似乎"突然袭击"

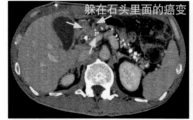
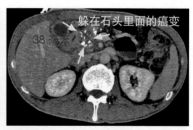

男，51 岁，体检发现胰管结石 4 年（当时无症状，未行任何处理），乙肝，吸烟 20 年、20 支/天，无饮酒及其他手术史。

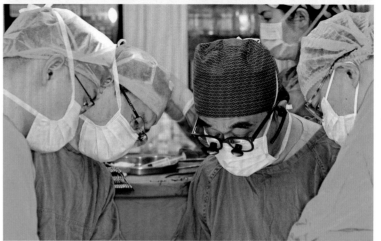

主刀医师：王槐志

- 8 个月前因胰管结石在某医院复查，行胰管切开取石 + 胰肠吻合，出院后 1 周出现腰背痛，多次口服止痛药。5 个月前无诱因全身皮肤、巩膜黄染多次，就诊于当地医院，行经内镜逆行胆胰管成像 + 金属腹膜支架植入，术后黄疸消退，腰背部仍疼痛（口服止痛药仍不能缓解）。3 个月前某医院行冲击波碎石等治疗，腹痛及腰背部疼痛仍不能缓解。1 个月前无诱因腹痛加重伴发热再次就诊当地医院，考虑腹腔积液，行彩超引导下腹腔穿刺置管术，引流脓性液体后好转，后发热及腹痛稍缓解，今为求进一步治疗就诊我院。
- 血清肿瘤标志物：CA19-9 66.7 U/mL（参考值：< 25 U/mL），CA125 33.5 U/mL（参考值：0 ~ 35 U/mL），CEA 4.08 mg/mL（参考值 0 ~ 5 mg/mL）。
- CT 增强扫描：胰管结石，慢性胰腺炎，胆囊管扩张及胆囊炎；胆总管置管内引流，肝内外胆管稍扩张，胆管、胰管少许积气；胰头饱满伴肿块（3.7 厘米 ×2.9 厘米），考虑肿块型胰腺炎。
- 治疗：行保留幽门的胰十二指肠切除术。术后病理诊断：胰头中 - 低分化导管腺癌，侵及胰腺周围脂肪组织，侵及十二指肠黏膜下层、肌层及浆膜层，侵及胆总管肌层；见神经侵犯，见脉管内癌栓；周围淋巴结（2/4）见癌累及，胰管内结石形成。

点评

要时刻关注慢性胰腺炎是否癌变。由于慢性胰腺炎导致的病变复杂，造成影像学改变非常容易掩盖癌变特征，尤其是初诊无癌变特征或出现胰管结石时。该患者就因"致力于"清除结石延误了病情，演变成最严重的后果"偷袭"——癌变；在外科手术或内镜逆行胆胰管成像治疗前，务必注意此点。

（杨佳丽 王槐志）

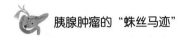
病例 74 "胃"一阵阵绞痛，或许不是吃坏了肚子

女性，78 岁，既往体健。

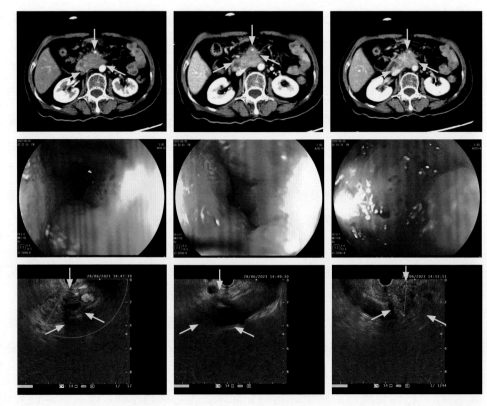

- 1 个月前无明显诱因出现上腹部不适，位于剑突下，为阵发性绞痛，伴反酸、烧心，多于餐后出现，排气、排便尚可，无黑便、便血，无尿黄等，口服"胃药"治疗，症状可缓解。10 天伴有恶心、呕吐，呕吐物为咖啡色样内容物。查体：皮肤及巩膜无黄染，腹软，上腹部压之不适，无反跳痛及肌紧张，墨菲征（-）。

- 入院后检查：CA19-9 114 U/mL（参考值：≤ 28 U/mL）；余血常规、肝功能、血糖、免疫球蛋白、IgG4、自身抗体等均未见异常。

- 胃镜示十二指肠降部近水平部管腔狭窄，黏膜表面糜烂，内镜难以通过。腹部 CT 增强扫描示胰头钩突增大，增强密度不均，与十二指肠管管腔分界不清。超声内镜示胰腺钩突部低回声病灶，边界欠清晰。细针穿刺细胞学检查示胰腺癌。

点评

　　胰腺肿瘤被发现时往往已处于晚期阶段，若有腹胀、恶心、呕吐等消化道梗阻症状，要考虑是否存在消化道狭窄，尤其是腔外压迫的可能。

（张　媛　朱苏敏）

病例 75 超声内镜发现的细微改变，不可忽视

男性，38 岁。

- 10 天前，饮食后自感上腹部胀痛。当时有恶心，无呕吐，有乏力，于外院就诊，血淀粉酶 388 U/L（↑），超声胃镜示胰腺导管内乳头状黏液性肿瘤可能，磁共振胆胰管成像示胰腺略肿胀、胰管扩张，诊断胰腺导管内乳头状黏液性肿瘤。

- 入院后查肿瘤标志物正常：CA19-9 15 U/mL，CA242 7.7 U/mL，CA125 11.2 U/mL。行超声内镜检查，发现胰管扭曲扩张，钩突部见一低回声病灶，考虑肿块型胰腺炎，癌变待排。建议手术治疗。被拒绝。

- 3 个月后再发上腹隐痛 2 周入院。肿瘤标志物：CA19-9 730.5 U/mL，CA 242 111.1 U/mL，CA125 28.0 U/mL。磁共振成像示胰管扩张，胰腺钩突占位。超声内镜示胰管较前明显扩张，胰腺钩突部低回声占位，质地硬，考虑胰腺癌。

遂行手术治疗。术后病理示胰腺导管腺癌。

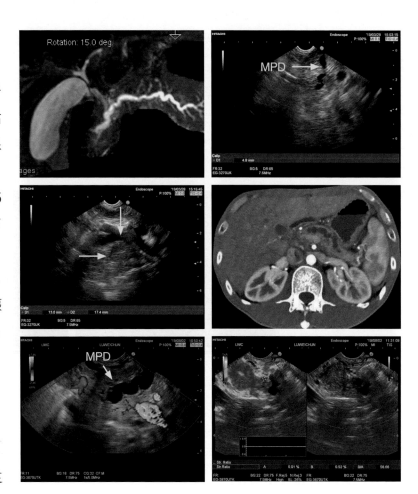

点评

　　早期的胰腺癌缺乏典型胰腺癌特征，对无法排除恶变的胰腺疾病，建议手术是首选，当然，这最终取决于患者及家属的接受程度。

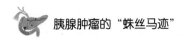

病例 76　超声内镜不等于超声内镜

男性，73 岁，每年体检 1 次，1 年前体检时行 PET/CT 没有发现问题。

- 本次体检行 PET/CT 发现十二指肠降段有问题，考虑良性病变，但不除外恶性问题，于某三甲医院就诊，2 周内进行了 2 次超声内镜检查，都没有发现问题，不放心，来诊。
- 超声内镜示胰腺体部肾静脉旁边 1 个 1 厘米大小的低回声病灶，诊断为胰腺癌，予以手术治疗。术后病理证实为胰腺导管腺癌。

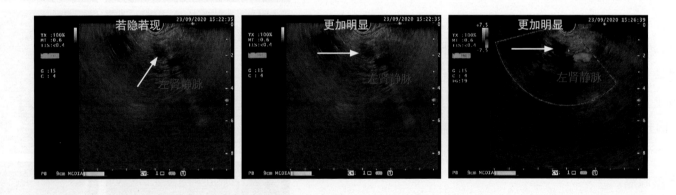

点评

　　超声内镜太过依赖超声内镜医师的临床诊疗水平，同一个患者几乎在同一个时间段检查，有时结果大相径庭。

病例 77　在胰腺炎的面具下，胰腺癌完全可以骗过一些医师的眼睛

男性，45 岁，因"反复上腹部胀痛 5 月余，伴腰背部胀痛 2 月余"于 10 个月前入我院。

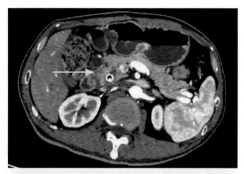

- 入院前 5 个月无明显诱因出现上腹部胀痛，就诊于外院，行上腹部 CT 增强扫描提示沟槽区胰腺炎可能，十二指肠壁肿胀、黏膜强化明显，考虑为炎性改变可能，予以保守治疗后无明显好转。

- 入院前 2 个月患者无明显诱因出现腹痛加重，就诊于另一医院消化内科，磁共振成像提示胰头形态稍饱满伴周围脂肪间隙稍模糊，考虑胰腺炎可能，予以保守治疗后好转出院。

- 入院前 1 个月，患者腹痛仍反复，再次就诊于另一医院，上腹部 CT 增强扫描提示十二指肠降段内后方 – 胰腺头颈部周围区可见多条絮状密度增高影，腹腔干、脾动脉、右肾动脉周围可见增多稍高密度影，沟槽区胰腺炎可能，胰腺肿瘤待排。行内镜下胰管支架置入术，腹痛仍无好转。

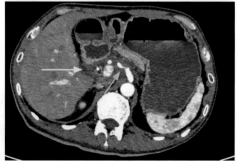

- 遂就诊于我院，行腹部 CT 提示胰腺头颈区异常改变伴腹膜后淋巴结肿大融合，考虑肿瘤性病变，包绕腹腔干、肝总动脉、胃左动脉、胃十二指肠动脉、脾动脉及双肾动脉。

失去手术指征，行消化道改道手术解除消化道梗阻及活检术，病理示（胰腺组织）高分化导管腺癌。

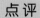 **点评**

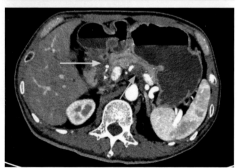

　　胰腺炎需警惕胰腺癌的可能，两者都有中上腹痛及腰背部疼痛表现，尤其是对于中老年患者，有时候 CT、磁共振成像等影像学检查也难以鉴别。

（陈　钱　王槐志）

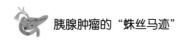

病例78 胰腺假性囊肿：不要被迷惑了

男性，78岁，无烟酒史，无糖尿病病史。

● 以"腹胀痛30个月，胰腺囊肿胃支架内引流术后20个月"入院。30个月前因上腹部胀痛，在外院经CT增强扫描等诊断为胰腺假性囊肿，给予住院对症治疗后腹痛缓解。

● 20个月前上腹胀痛加重伴恶心、呕吐，转来我院就诊。肿瘤标志物CA19-9和CEA正常，CA125 38.9 U/mL（稍升高）。经CT增强扫描和磁共振成像诊断"胰腺假性囊肿、胰腺包裹性坏死"。给予内镜下胰腺囊肿胃支架内引流术，术后上述症状很快缓解。嘱术后定期来诊复查，择期拔除支架，但患者未遵医嘱。

● 本次入院复查肿瘤标志物CA19-9 101.3 U/mL，CEA和CA125正常。CT示胰腺假性囊肿消退、胰腺癌肝转移。肝转移灶给予穿刺活检，病理诊断为腺癌。

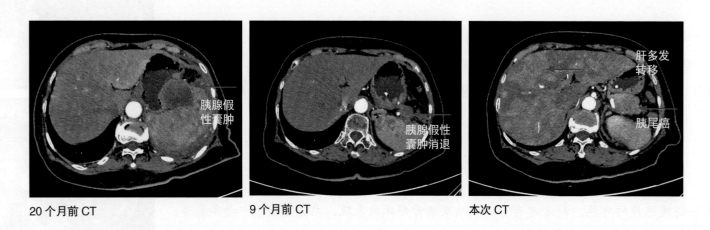

20个月前CT   9个月前CT   本次CT

点评

部分胰腺癌会以急性胰腺炎面目出现，但极为隐匿，再以胰腺假性囊肿"带节奏"，直接把临床医师带偏：去处理假性囊肿了。

（陈圣开　王槐志）

病例 79 慢性胰腺炎的早期癌变，CT 增强扫描和磁共振成像可能会 "力不从心"

男性，60 岁，不嗜烟酒，无糖尿病病史，慢性胰腺炎、胰管结石病史 1 年余。

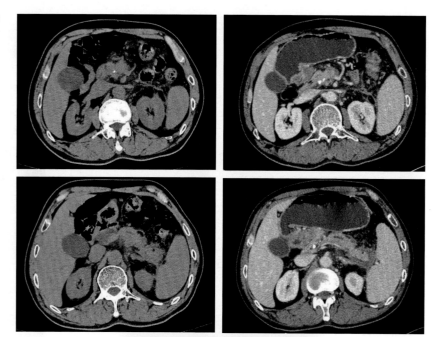

- 1 年内反复多次急性胰腺炎发作。
- CA19-9 34.4 ~ 38.8 U/mL，AFP、CEA、CA50、CA153、CA72-4 等肿瘤学指标多次复查未见明显升高。
- 多次行腹部 CT 平扫、CT 增强扫描和磁共振成像提示主胰管近壶腹部水平结石，伴上游主胰管扩张、坏死性胰腺炎，胰腺周围渗出、坏死物集聚，脾静脉及门静脉 - 肠系膜上静脉交界处管腔明显狭窄，胃冠状静脉、食管胃底、胰周多发静脉曲张。
- 3 周前超声内镜发现胰头占位，超声内镜穿刺细胞学诊断为胰腺腺癌。

行胰十二指肠切除手术，术后病理示胰头导管腺癌。

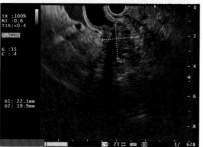

点评

长期慢性胰腺炎、多发胰管结石导致的相关坏死、渗出等炎性改变，很容易诱发癌变，而由于技术的局限性，CT 增强扫描和磁共振成像有时很难显示微小胰腺肿瘤的存在。诊断性超声内镜的概念，非常重要。

（吴文广）

病例 80 慢性胰腺炎癌变，"悄无声息"

男性，48 岁，无长期烟酒史，无糖尿病病史。

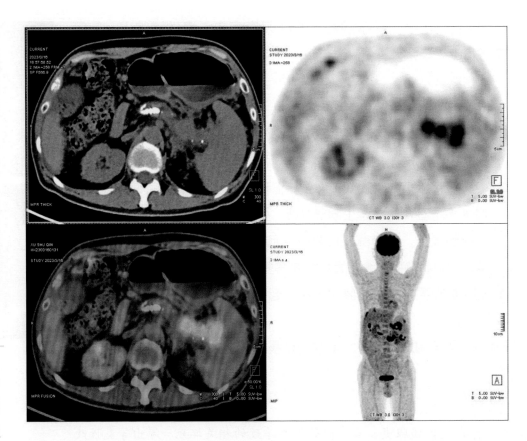

- 慢性胰腺炎、胰管结石病史 1 年余，多次行胰管结石体外振波碎石，每次碎石前均行腹部 CT 增强扫描和磁共振成像未提示胰腺占位（暂无外院影像资料）。

- 3 个月前常规复查，CA19-9 升高（335 U/mL），告知患者注意复查并密切随访。

- 本次入院，拟再行胰管结石体外振波碎石，常规检查示 CA19-9 2648 U/mL。建议行 PET/CT，报告提示胰腺体尾部胰腺癌，腹膜、后腹膜广泛转移，胰管内多发结石。已失去手术机会。

点评

　　对于有慢性胰腺炎合并胰管结石基础病的患者，务必注意癌变的风险，尤其是 CA19-9 等肿瘤标志物升高的患者，应常规进行超声内镜、PET/CT 等检查，全力提高胰腺肿瘤的早期发现率。

（吴文广）

病例 81　胃癌的淋巴结转移，可以向胰腺方向走

患者，男性，65 岁，既往体健。

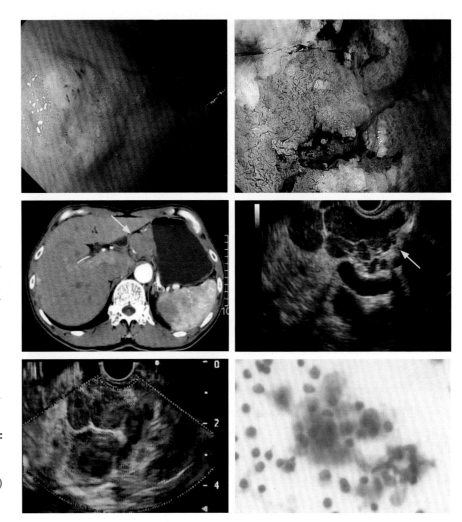

- 体检查胃镜示胃角前壁可见一凹陷性病灶，边界黏膜不规则，窄带成像技术示茶色改变，内部腺管、微血管扭曲，局部缺失。活检病理：高级别上皮内瘤变，局部癌变。

- 腹部 CT 增强扫描：胃小弯侧见团块影，增强扫描明显强化，周围肝胃间隙多发淋巴结肿大。

- 超声胃镜：胃体凹陷病变处黏膜层、黏膜肌层、黏膜下层融合，呈低回声改变，黏膜下层局部连续性欠佳，稍毛糙，固有肌层尚完整，胃旁可见多发大小不等的椭圆形低回声结节，有融合现象。超声内镜引导下肿大淋巴结穿刺活检，穿刺病理见恶性肿瘤细胞，首先考虑低分化腺癌。肿瘤标志物正常范围。

予以化疗及免疫治疗，复查 CT 示肿大淋巴结较前缩小。

点评

　　早期胃癌没有任何症状，向胰腺转移也不会提前"打招呼"：术前精准评估很重要。

（潘　达　潘　杰）

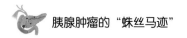

病例 82 腹腔淋巴结肿大，或许另有乾坤

男性，74 岁，不明原因腹腔淋巴结肿大来诊。

● 两年半前腹部 CT 检查示腹腔淋巴结肿大，后续 3 次腹部 CT 复查示腹腔淋巴结逐年增大。

● 门诊医师建议行超声内镜检查。术前常规熟悉病史资料及读片：4 次 CT 均为泌尿系 CT，原因为 3 年前有右肾癌根治术手术史。

● 超声内镜扫查，提示 CT 上腹腔淋巴结处，实为胰尾富血供低回声占位，继续仔细连续扫查，再发现胰腺内有 3 处类似低回声富血供病灶，结合病史，转移灶胰腺癌首先考虑，胰腺神经内分泌肿瘤待排除。

收住院，行超声内镜引导细针穿刺抽吸术，病理回报胰腺转移性肾透明细胞癌。

点评

超声内镜对病灶细致入微地显示、首诊医师知识面的宽阔深入、内镜医师专业上的严谨认真，三者促就了疾病的准确诊断。

（沈珊珊）

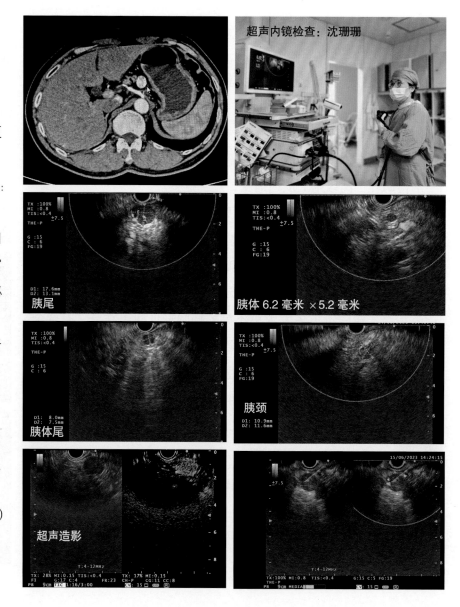

超声内镜检查：沈珊珊

胰尾

胰体 6.2 毫米 ×5.2 毫米

胰体尾

胰颈

超声造影

病例 83　胆总管结石：或许只是胰腺肿瘤穿上了"吉利服"

女性，62 岁。

● 6 个月前无明显诱因出现身目黄染，伴皮肤瘙痒、厌油、食欲缺乏、尿黄，排陶土色便，曾至当地医院就诊，查 CT、磁共振成像均提示胆总管狭窄，胆囊增大，胰管扩张，考虑胆总管结石伴胆总管炎。1 个月前因外院治疗效果差来诊。

● 消化肿瘤标志物均正常：CEA 1.8 ng/mL，CA125 35.1 U/mL，CA19-9<2 U/mL。

● CT、磁共振胆胰管成像均提示胰头区囊实性占位，可疑与胰管相通，考虑胰腺导管内乳头状黏液样瘤或囊腺瘤可能。

予以手术治疗，术后病理诊断为胰腺导管腺癌（中分化）。

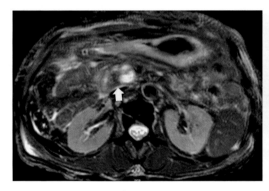 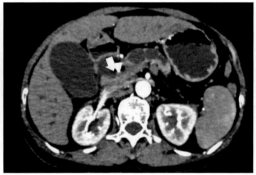 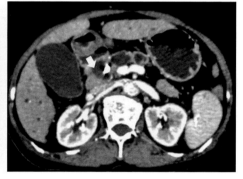

点评

　　影像学对疾病的确诊率并非 100%，有时容易欺骗医师的眼睛，术后病理才是诊断的金标准。当出现无痛性胆囊增大、黄疸等症状时，需要警惕胰腺癌的可能。

（付志强　李德清）

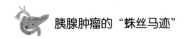

病例 84　令人迷惑的下腹痛：有时竟也是胰腺肿瘤

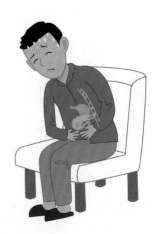

　　男性，64 岁。2 个月前因餐后下腹痛来医院就诊，CT 检查考虑"壶腹部肿物，性质待查"。当时医师建议进一步诊治，患者因症状缓解而拒绝。近日下腹痛发作频繁，再次来医院就诊。

● CA 19-9 80.7 U/mL（参考值：<34 U/mL），CEA 及 CA125 正常。

● CT：考虑慢性胰腺炎并假性囊肿形成可能性大，需与胰头癌鉴别。

● 磁共振成像：考虑慢性胰腺炎急性发作可能性大。

最终行手术治疗。术后病理提示胰腺导管腺癌（中分化）。

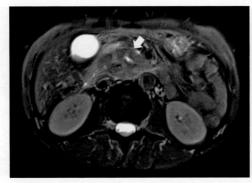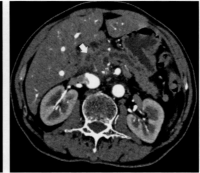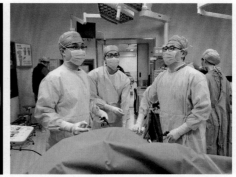

腹腔镜胰腺肿瘤切除术：付志强医师团队

点评

　　超早期胰腺癌的症状通常不典型，表现为下腹痛的胰腺癌着实让人防不胜防。其发病机制为胰腺肿瘤侵犯到腹腔神经丛，导致疼痛感应区"颠倒"，出现了误导性极强的下腹疼痛。

（付志强　李德清　王　伟）

病例 85 异位胰腺是会发生癌变的

男性，72 岁，已婚。腹部 CT 增强扫描提示胃小弯胃壁增厚，一结节状包块。胃镜发现胃小弯黏膜隆起，表面光滑。超声内镜发现病灶起源黏膜下层，内部回声不均，伴有钙化，可见多发囊性管腔，考虑异位胰腺可能，进行手术治疗，术后提示异位胰腺伴高级别上皮内瘤变，即已发生癌变。

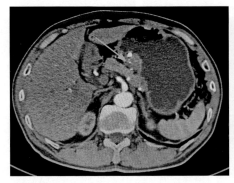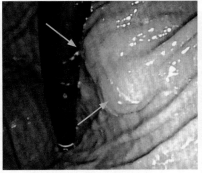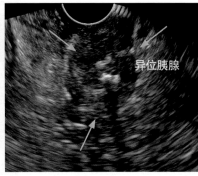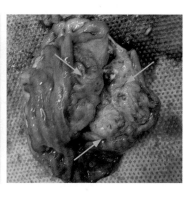

点评

异位胰腺属于一种先天性畸形。但凡在胰腺本身以外生长的、与正常胰腺组织既无解剖上的关联又无血管联系的孤立胰腺组织均被称为异位胰腺。大约 90% 的异位胰腺位于上消化道，主要在胃，做胃镜时被发现；大多数情况下是良性病变，但是也有少数可能出现癌变。

异位胰腺常被认为是良性病变，不用特殊处理，但也需要根据其影像学细节来具体分析，其分为梗阻型、出血型、溃疡型、肿瘤型、憩室型、隐匿型，其中肿瘤型可发生恶变，出现胰腺癌的概率高，要特别重视。

（胡珊珊）

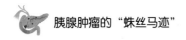

病例 86　查见胰腺囊肿：或许只是"冰山一角"

男性，58 岁，既往无吸烟、饮酒史，无糖尿病病史。

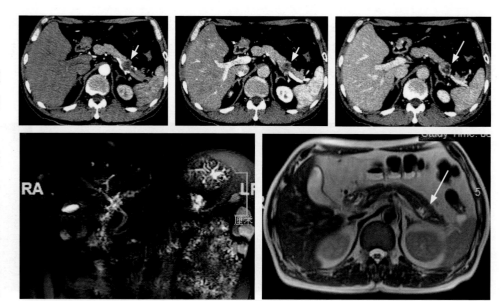

● 4 个月前出现上腹部隐痛不适，于当地基层医院行胰腺磁共振成像，考虑为"胰腺囊腺瘤"可能性大，建议定期复查。

● 近日来我院复查，胰腺 CT 增强扫描提示胰腺体部少血供占位，不除外胰腺癌可能。磁共振胆胰管成像示胰尾部见不规则形长 T2 信号影，信号不均，边界清晰，与主胰管相通，胰尾部胰管略扩张；考虑胰腺导管内乳头状黏液瘤可能。

● 血 CA19-9 110.10 U/mL（参考值：0 ~ 37.0 U/mL）。血糖正常。

遂行手术治疗，术后病理示胰腺中分化导管腺癌。

点评

　　上腹部隐痛不适没有特异性，有时或许是胰腺癌最常见的早期症状。限于传统影像检查的缺陷，发现胰腺囊肿时最好进一步行超声内镜（纵轴超声内镜首选）以扫查内部细节及有无癌变可能，或者短期（2 ~ 4 周）内再次行胰腺磁共振增强扫描。任何异常改变均需入院进一步评估，或由富有经验的超声内镜医师进行纵轴超声内镜检查，以防漏诊迟诊。

（陈　华　孙　备）

关键点 70 | 穿刺结果阴性，就是没有癌了吗

穿刺结果阴性，需要从多个角度分析

- 病灶不是癌，自然就是阴性。

- 有些病灶（如胰腺炎性肿块、胰腺黏液性囊腺瘤、胰腺导管内乳头状黏液性肿瘤等）的癌变是逐渐发生的，即之前穿刺时尚未癌变，穿刺结果阴性，待过了一段时间后，癌变发生，穿刺结果转为阳性了。

- 病灶是癌，但癌细胞没有取到。资料显示，胰腺肿瘤超声内镜穿刺结果的阳性率为50% ～ 98%，差异很大，但难以达到100%阳性。

- 影像学"看"到的癌症肿块，不仅有癌细胞一种成分，还有各种炎性细胞、各种胶原细胞、纤维组织等"营养及保护组织"，它们"掩护"着癌细胞。

- 癌细胞在肿块内的分布并非均匀的，穿刺针完全有可能无法穿刺到癌症肿块内部。

- 各家医疗中心各位医师之间水平有差异。

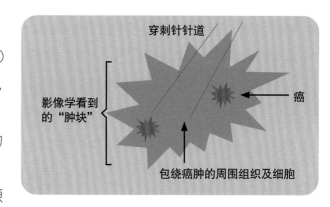

因此，若穿刺结果阴性，只能说没有发现癌或没有取出癌细胞等，需要根据临床实践具体问题具体分析，如再次穿刺、选择手术、随访复查等，这不是简单的"排除癌"可以囊括的。

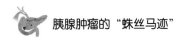

关键点 71 肿块型胰腺炎与胰腺癌的鉴别非常困难

- 肿块型胰腺炎是可以癌变的，是会发生癌变的。

- 慢性胰腺炎背景中，癌变的特征非常隐匿，常需要依据组织病理（显微镜观察）才能得到最终诊断。有研究显示，术前诊断慢性胰腺炎而行手术治疗的患者中，约7%经组织病理诊断后，纠正为胰腺癌。

- 肿块型胰腺炎（慢性胰腺炎）经常呈现的特征往往两极化，即有时表现为胰腺癌的特征，而有时仅呈现肿块型胰腺炎的特征，因此，两者往往非常难以鉴别，即使经过昂贵的 PET/CT 检查，也常难以给出确切答案。有报道显示，大概 5% 的胰腺癌的术前诊断只是肿块型胰腺炎，而手术治疗的慢性胰腺炎患者中，约 30% 的患者有胰腺癌表现。

| 点评 |

　　临床实践中，针对肿块型胰腺炎的诊断，需非常慎重；对拒绝手术治疗的肿块型胰腺炎，尤其要注意短期（4 周左右，多次复查无进展后可适当延长复查间隔）内密切随访复查。

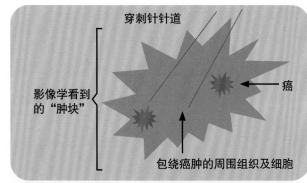

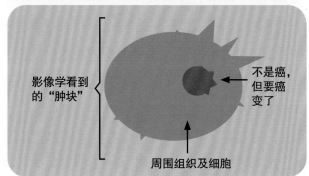

病例 87　必须拿到癌的确切证据才行手术，属实危险

男性，60 岁。上腹痛 4 个月，发现胰腺占位 3 个半月，黄疸 3 周。患者 3 个月前、2 个月前及 1 个月前在外院行超声内镜（2次）和 CT 引导的细针穿刺，诊断均为阴性（细胞轻度异形或未见异形细胞），为求明确诊断及后续治疗方案入院（患者家属的要求是必须拿到癌的证据才能接受手术治疗）。患者入院后查 CA 19-9 为 44.6 U/mL，余肿瘤标志物正常；行超声内镜引导的细针穿刺，细胞学图片诊断腺癌，遂行外科手术，术后病理诊断胰腺导管腺癌。

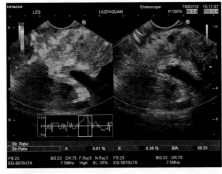 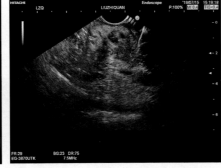 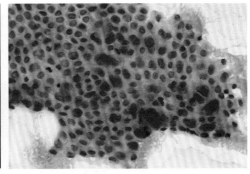

点评

本例患者要求只有拿到癌的证据方接受手术的认识，真让人后怕。幸运的是，拿到癌的证据后尚有手术指征。但 3 个月前手术和现在才得以手术，疗效显然是有明显差异的。

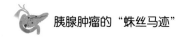

病例 88　活检阴性：不一定真的就是阴性

男性，52 岁，既往个人史无特殊。

7 个月前因腹痛就诊于外院，CA19-9 15.7 U/mL，CT 增强扫描示胰腺恶性肿瘤，评估不能行根治性手术切除，行超声内镜下胰腺穿刺活检，穿刺细胞学结果阴性（未见癌细胞或可疑癌细胞），临床诊断考虑胰腺恶性肿瘤，予以 AG 方案（白蛋白紫杉醇 + 吉西他滨）化疗，期间因黄疸（总胆红素 115 μmol/L），行胆管胰管支架植入术，效果欠佳来诊。予以改良 FOLFIRINOX 化疗联合替雷利珠单抗免疫治疗。精心治疗后肿瘤与腹腔干和肠系膜上动脉起始部有间隙，在全麻下行扩大胰十二指肠根治术 + 人工血管置换术，术后病理示胰腺中分化腺癌，术后顺利出院。

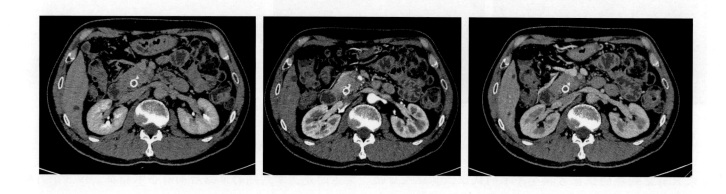

点评

　　有观点认为，穿刺细胞学检查阴性，紧张的心就放松了。殊不知，癌肿内，可不仅癌细胞一种成分，还有各种炎性细胞、纤维组织、胶原组织等成分，且癌细胞并非均匀分布。

（冉　超　王槐志）

关键点 72 | 只提供报告内容的就诊或咨询，非常容易漏诊

专业医师非常希望患者就诊时，带齐以往就诊资料（无论是多少年前的，无论是在哪家医院的），尤其是影像图片。

● 图片所提供的信息，远远多于文字描述，相关的后续诊疗细节，文字难以完全描述清晰。

● 前后或外院与本院影像资料的对比，非常有助于早期胰腺肿瘤的甄别与诊断，有利于判读病情进展等细节变化。

● 必须认识到，医院与医院之间，水平是有差异的；医师与医师之间，研究方向和临床能力之间，也是有所不同的，有时难免会有不认识的情况，尤其是初期的微小细节改变或差异，非常容易被疏漏。

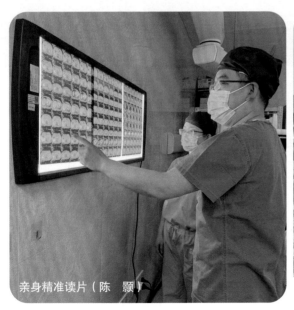

亲身精准读片（陈　颢）

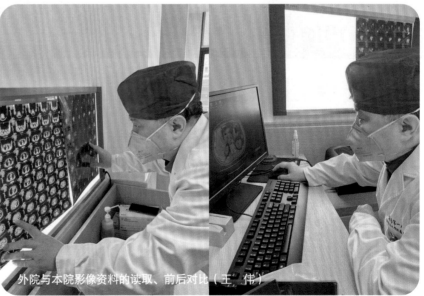

外院与本院影像资料的读取、前后对比（王　伟）

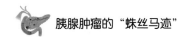

病例 89 医师，帮我看一下报告吧

我们看一下这位 51 岁男士的就诊情况。

他主诉上腹及右上腹时有隐痛 16 个月，外院 CT 诊断为慢性胰腺炎。当我把外院 CT 图片放在读片灯上时，脱口而出：慢性胰腺炎就长这样啊？

遂予以超声内镜检查，果然，在胰腺颈体部见一低密度影，其中一个截面大小为 10.3 毫米 × 11.0 毫米，内部回声稍欠均匀，边界尚规则，近端胰管轻度扩张，直径 3.7 毫米，弹性成像示质地硬，SR=50.66。考虑胰腺癌。给予手术治疗，术后病理诊断为胰腺导管腺癌（普通型），组织学分级为中 - 低分化。

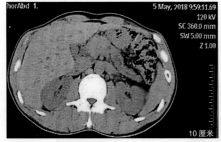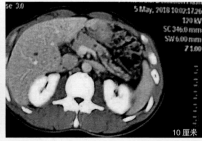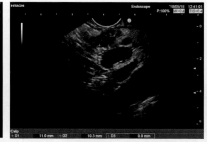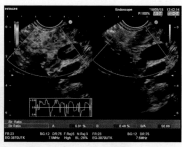

点评

就诊时仅带着报告请医师解读和给出下一步诊疗方案，漏诊误诊的风险会骤然增加，尤其是初期的微小细节改变或差异，有些专业医师也难以识别。

病例 89（续） 必须承认，医师之间水平是有差异的

我们继续看一下这位 51 岁男士的就诊情况。

入院后，请患者家属拿来过去 16 个月其他医院就诊时的影像资料，结果吃惊地发现，该患者在来院前 6 个月和 15 个月，其 CT 图片就显示胰腺癌征象了（黄色箭头）。

非常遗憾的是，报告没有提示这一点，后续也没有医师建议进行超声内镜检查。

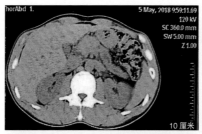
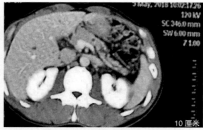
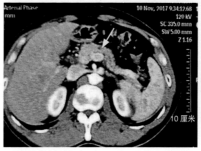
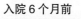
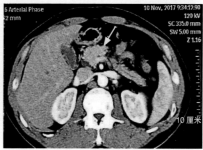

入院 6 个月前　　　　　　　　　入院 6 个月前

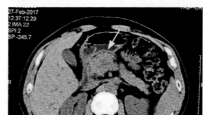
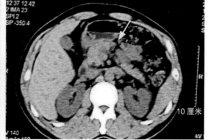

入院 15 个月前　　　　　　　　入院 15 个月前

点评

就诊时仅带着报告请医师解读和给出下一步诊疗方案，漏诊误诊的风险会骤然增加，毕竟不同医师之间的水平是有些差异的，有时难免会有不认识的情况。

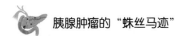

关键点 73 | 有时，术前诊断和术后诊断并不一致

类似的疑问还有：

"手术前明明是胰腺癌，为什么做完手术后诊断又不是了？"

"手术前明明是良性，为什么做完手术后诊断又是恶性了？"

"医师，查了这么多，我爸爸到底是什么病，是胰腺癌吗"

● 术前诊断是根据病史资料、化验检查及影像学综合分析得出的结论，是用"肉眼"看的。

● 而疾病诊断的"金标准"是病理，是将术后切除的组织经过精心处理后放在显微镜下观察分析，用的是显微镜。

很显然，肉眼是无法与显微镜抗衡的；术前诊断（临床诊断）和术后最终诊断（病理诊断）两者之间，总归存在一定的误差。

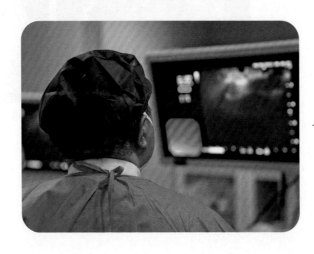 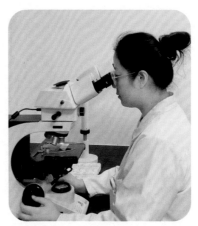

关键点 74 | 不是说必须是癌才能手术

胰腺癌是最强的手术指征，但并非只有胰腺癌才可以手术。如胰腺导管内乳头状黏液性肿瘤、胰腺黏液性囊腺瘤等胰腺癌前病变，后续癌变风险高或无法排除已经癌变的患者，手术指征也是很强的。

另外，即使是胰腺良性疾病，如浆液性囊腺瘤，也有癌变风险（只是癌变风险非常低），若病灶很大，影响了患者生活质量，或者病灶的存在造成了患者很重的精神负担或临床症状，经认真仔细评估后有些也是可以手术的。

需要强调的是，胰腺疾病的种类及表现千差万别，术前影像学诊断（单纯"肉眼"诊断）有时与"金标准"的术后病理组织学诊断（显微镜下诊断）之间，存在少量的"误差"。尤其是胰腺癌，其有时呈现的影像学特征就是胰腺良性肿瘤或胰腺的癌前病变（如炎性肿块、囊腺瘤等）；相反，有时术前影像学诊断的胰腺癌，术后病理诊断却是胰腺良性肿瘤或胰腺的癌前病变。

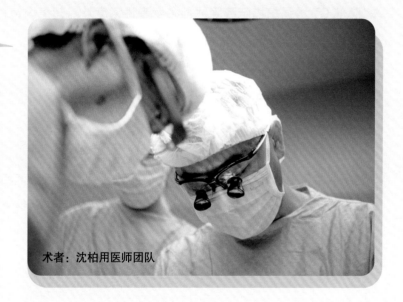

术者：沈柏用医师团队

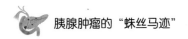
病例 90　胃镜检查时的胃黏膜下隆起，或许是胰腺疾病外压

女性，57 岁。上腹隐痛不适伴腰背部放射 2 个月。无烟酒嗜好，无糖尿病病史。

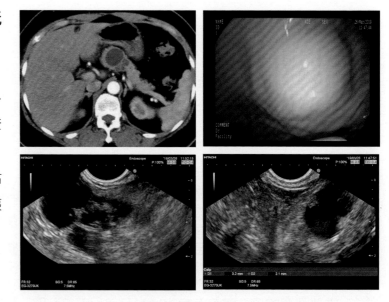

- 肿瘤标志物：神经元特异性烯醇化酶 17.95 ng/mL（参考值 <17 ng/mL），CA19-9、CEA、CA125、AFP 等正常；血糖稍高（6.53 mmol/L），余肝肾功能等检查结果正常。
- 腹部 CT 增强扫描示胰腺体部多发囊性密度灶。超声内镜白光镜下示胃体黏膜下一较大隆起，大小约 3 厘米 ×3 厘米，表面光滑。超声内镜扫查见胰腺体部一无回声病灶，内部见不规则斑片状等回声影。

接受手术治疗，术后病理示胰腺浆液性微囊腺瘤。

点评

　　胰腺浆液性微囊腺瘤是为数不多的胰腺良性肿瘤，手术指征较弱。但该患者白光镜下的黏膜下隆起、伴持续的上腹隐痛不适、伴腰背部放射，提示有明显的压迫症状，囊肿内部不规则片状成分较多，都指向手术指征的存在。

病例 91 良性肿瘤，不意味着没有癌变风险

女性，63 岁。无烟酒嗜好，无糖尿病病史。

- 体检发现胰腺占位来诊。肿瘤标志物、血糖等均正常。
- CT 示胰腺颈部钙化灶，颈体部隐约见两个囊肿。磁共振成像见颈体部囊肿。
- 超声内镜：颈体部见一等回声影，内部见钙化灶；体部胰管内见一等回声圆形病灶，大小由第 1 年的 1.11 厘米 ×1.08 厘米，逐渐增长到第 3 年的 1.96 厘米 ×1.43 厘米。

接受手术治疗，术后病理诊断为胰腺多发性浆液性囊腺瘤，局灶导管内上皮低级别异型增生。

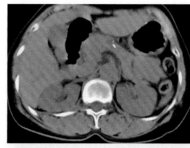
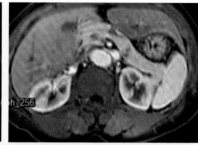
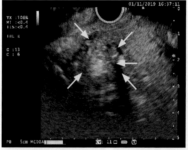
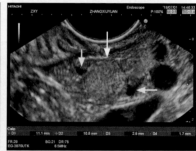
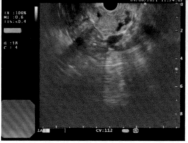
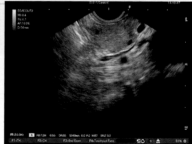

点评

　　胰腺多发性浆液性囊腺瘤属于胰腺良性疾病，但并非无癌变风险，资料显示，其癌变率在 0.3% ~ 0.6% 之间。该患者的依从性好是关键，在随访复查中，发现圆形病灶快速增大。遂接受手术治疗，术后病理显示该"圆形病灶"为导管内上皮低级别异型增生，此为胰腺癌前病变了。由于接受了手术，避免了严重情况（癌变）的发生。

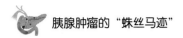

病例 92　一时难下手术决心的胰腺肿瘤患者，务必密切随访复查

女性，51 岁。体检发现胰腺占位 6 月余。无烟酒嗜好，无糖尿病病史。

● CA19-9、CEA、CA125、AFP 等肿瘤标志物及血糖、肝肾功能等均正常。

● CT、磁共振成像及超声内镜检查示胰腺体部囊性灶，考虑黏液性囊腺瘤。

● 两个半月后超声内镜复查，提示内部实性成分明显增多，囊肿内黏液较前稠厚增加。手术指征增强，建议首选手术。术后病理示胰腺黏液性囊性肿瘤。

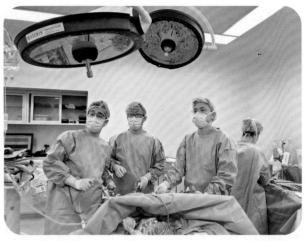

主刀：金佳斌

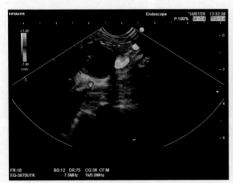 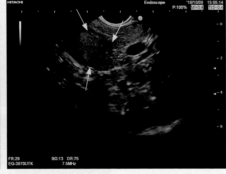

两个半月以后

点评

　　对一时难下手术决心的胰腺肿瘤，尤其是无法排除的癌前病变，务必进行密切的随访复查。若有快速改变的细节特征，首选手术治疗。同时，由于有些细节需仔细甄别，资深超声内镜医师精细扫查为首选。

病例 93 诊断胰腺"癌"？先不要慌

女性，33 岁，无吸烟、饮酒史，无胰腺癌及其他肿瘤家族史。

- 体检发现胰腺占位伴肝多发占位。一般状况良好，体重无减轻。外院 CT 示胰腺尾部占位，考虑肿瘤性病变；肝多发低密度影，转移瘤可能。查血糖及肿瘤标志物结果正常。行 CT 引导下胰腺占位穿刺活检病理结果示（胰腺）纤维组织中见少许腺癌组织。考虑胰腺癌伴转移至我院。

- 我科复查空腹血糖 5.83 mmol/L，肿瘤标志物 AFP、CEA、CA153、CA125 阴性，CA19-9 9.10 U/mL，不高。

- 复查 CT 评估不能排除神经内分泌肿瘤。遂再次行超声引导下肝脏病灶穿刺活检。病理会诊：神经内分泌肿瘤（G2 期）。

行腹腔镜胰体尾切除 + 脾切除 + 肝左外叶切除 + 胆囊切除 + 肝转移瘤微波消融术。术后病检与术前穿刺病理结果相符，术后应用长效生长抑素类似物维持治疗，恢复良好，日常活动完全正常。

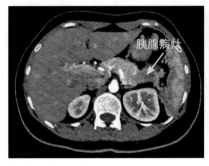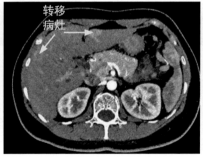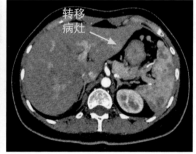

点评

　　患者影像学检查提示肿瘤性疾病，胰腺癌可能，首次穿刺活检提示"腺癌"诊断，伴多发转移，失去手术机会。但患者无胰腺肿瘤家族史，一般情况良好，无疼痛，无体重下降，检验无血糖异常，肿瘤标志物不高，与大多数伴转移的晚期胰腺癌不符合。这时候需要我们仔细评估影像学及病理结果等行鉴别诊断，避免误诊而采取不当方案而影响患者最终预后。

（李剑波　王槐志）

病例94 胰腺肿块，就是恶性肿瘤吗？

　　女性，22岁，因上腹部疼痛不适1周就诊于外院。查肿瘤标志物未见异常。外院腹盆腔CT增强扫描示胰颈后上方区占位性病变，考虑胰颈淋巴管瘤可能并包绕门脉，遂就诊我院。复查胰腺CT增强扫描示腹膜后间隙胰头后上方占位，淋巴管瘤或结核可能。超声胃镜扫查示胰腺后方占位，考虑结核，恶性肿瘤待排除，遂行超声内镜穿刺，穿刺细胞学及穿刺组织病理见肉芽肿性炎伴大片坏死，未见肯定恶性依据。T-SPOT阳性。临床诊断为腹膜后结核，转至专科医院诊治，随访3年，体健。

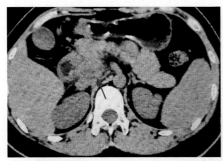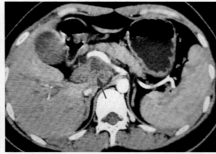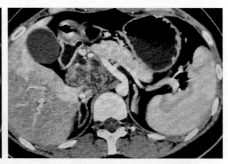

点评

　　检出胰腺或胰腺周围肿块，第一要务当然是确定或排除恶性肿瘤，同时不要惊慌失措。因为需要鉴别的疾病很多，如结核、自身免疫疾病、CT或磁共振成像阴性的胰管或胆总管结石、远处病灶转移或压迫等。

　　需要说明的是，单纯依据肿瘤标志物正常即排除恶性肿瘤不可取。临床实践中，要根据患者病情实际，第一步往往先予以专业的胰腺CT增强扫描和（或）磁共振成像复查，与之前一次或多次检查图片进行对比与评估，难以确定后，再予以更为精细的超声内镜检查，必要时行超声内镜穿刺细胞学、病理学诊断。

（陈联誉）

病例 95　晚期胰腺癌，祖国医学可以帮忙

男性，55 岁，无吸烟、饮酒史，无胰腺癌及其他肿瘤家族史。

患者因胰腺炎反复发作，查腹部 CT 增强扫描发现胰头占位、肝右后叶结节，转移待排。PET/CT 示胰头肿瘤伴肝转移。超声引导下肝穿刺，病理提示癌。后给予肝转移灶微波消融、放化疗，并坚持中医药治疗等。1 年后复查 PET/CT，提示胰头软组织及肝内病灶均未见 FDG 代谢增高。患者体质状态良好，改为口服化疗并继续中医药治疗，恢复正常生活。

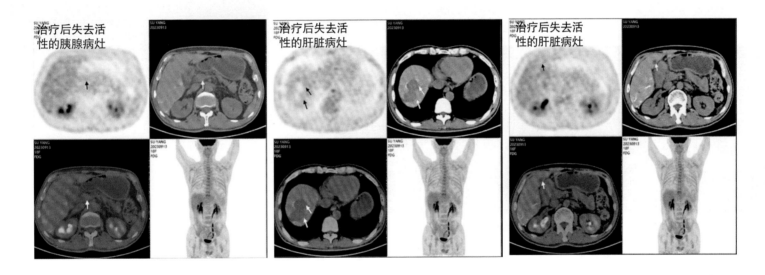

点评

　　胰腺癌肝转移，除西医化疗外，还有祖国医学。临床实践发现，中西医结合治疗能有效改善患者的生活质量，提高生存期，多数患者均能带瘤生存，部分患者能完全缓解。

（陈联誉）

病例 96 保持积极心态也是治疗的一部分

　　女性，66 岁，2023 年 1 月因"腹痛 2 周"在当地医院检查出胰腺钩突占位，考虑胰腺癌，肿瘤侵犯重要血管，直接手术效果较差。

入院后，患者起初心态近乎崩溃，但在医师及家人的帮助下，很快调整好了心态，保持乐观心态下积极配合治疗，坚持了长达 4 个月的新辅助治疗后，肿瘤奇迹般近乎"消失"，并于 2023 年 5 月成功进行了腹腔镜下扩大清扫的胰十二指肠切除术。

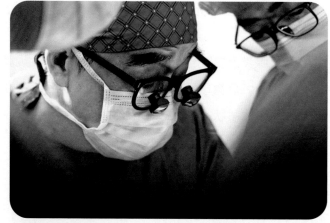

主刀医师：王槐志

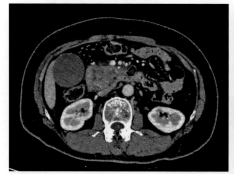

新辅助治疗前胰腺巨大肿瘤

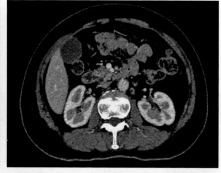

新辅助治疗后胰腺肿瘤显著缩小

点评

　　胰腺癌预后较差，被发现时大部分即中晚期，一般患者知晓病情后心理上的冲击比较巨大，能否及时调整心态并积极配合诊疗对治疗结局影响重大。本例患者的情况不是偶发，因此，建议患者们要调整心态、保持乐观、配合治疗，得了胰腺癌不等于毫无希望。

（杨永君　王槐志）

关键点 75 切除的胰腺组织，还可以再利用

- 胰腺手术尤其是胰腺体尾部切除后，由于大量胰岛组织被切除，术后糖尿病往往不可避免。

- 传统的胰腺手术后，切除的胰腺组织经无害化处理后，由专业单位统一处理、废弃，由此大量的胰岛组织也随着废弃的胰腺组织废弃了，导致患者术后常伴有糖尿病的发生而不得不终身采用注射胰岛素等治疗，而即使如此，部分患者的血糖也时常忽高忽低（"脆性糖尿病"）……

- 内源性胰岛素的产生可使血糖得到更好的控制和稳定调节，基于此，针对部分患者慢性胰腺炎、胰腺癌前病变（如黏液性囊腺瘤、胰腺导管内乳头状黏液性肿瘤等）以及一些较重的胰腺外伤、胰腺浆液性囊腺瘤、其他非癌或低度胰腺恶性肿瘤，临床上还有一种手术方式，

即胰腺部分或全部切除联合自体胰岛细胞移植术。从切除的胰腺组织中，提取出胰岛组织，重新回输给患者，最大程度地保留胰腺功能，从而使多数患者摆脱糖尿病和频繁注射胰岛素的烦恼，还可使部分患者减少胰岛素用量，阻止"脆性糖尿病"的发生、发生频率或程度，给该做的手术，再加一份保障……

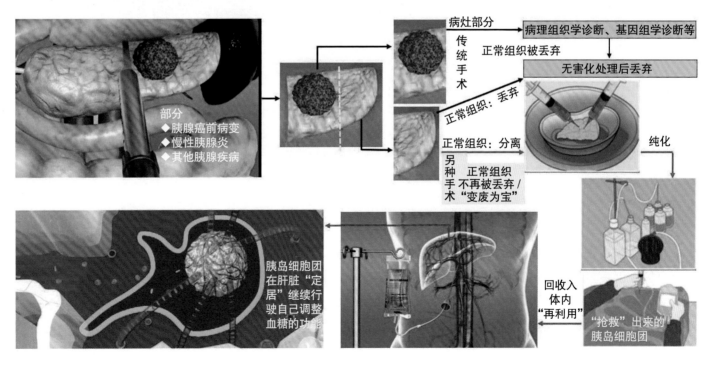

201

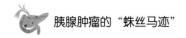

病例 97　低度恶性肿瘤手术切除的胰腺组织还可再利用

患者，男性，40 岁。"体检发现胰腺占位半月余"入院，无不适主诉及其他伴随症状。既往史、个人史及家族史无特殊。血检验及肿瘤标志物正常范围，铁蛋白 453.60 μg/L。

胰腺 CT 增强扫描示胰腺颈体部囊实性病灶，直径为 1.5 厘米。

予以智能臂辅助腹腔镜胰体尾切除术 + 胰岛细胞自体移植。术后病理：胰腺实性假乳头状肿瘤。

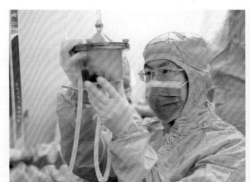 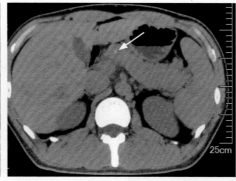 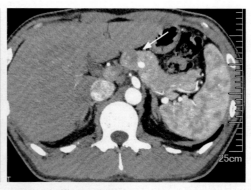

胰岛细胞自体移植：殷浩医师团队　　　　CT 平扫　　　　　　　　　CT 增强扫描：动脉期

点评

作为一种胰腺低度恶性肿瘤，胰腺实性假乳头状肿瘤一旦检出，首选手术治疗。在传统手术方式的基础上，将胰岛组织从切除、丢弃的组织中提取出来再加以利用，无疑给患者带来了更多的获益。

同样需要注意的是，该病早期是无不适、无症状的。从 CT 图片中，我们不难发现，平扫期仅显示了一个钙化斑伴周围轻度低密度影，至增强动脉期，病灶才真正显现。

（殷　浩　倪之嘉　赵良超　牟小宇　董骏峰　张　磊　王　伟）

病例98 癌前病变手术：挽留宝贵的胰岛组织

患者，男性，36岁。体检发现胰腺体部占位1个月入院。无不适主诉及其他伴随症状。既往史、个人史及家族史无特殊。血检验及肿瘤标志物正常范围。

上腹部CT平扫（过敏体质，无法增强扫描）提示胰腺体尾部可见斑片状稍低密度影，大小约19毫米×18毫米，与胰管相通。

治疗：腹腔镜胰体尾切除术（保留脾脏）+胰岛自体细胞移植术。

术后组织病理学诊断：胰腺导管内乳头状黏液性肿瘤（胰胆管型）伴轻度异型增生。

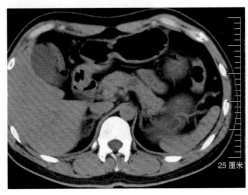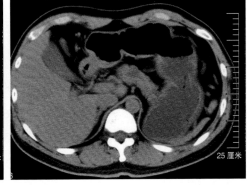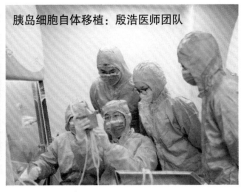

胰岛细胞自体移植：殷浩医师团队

点评

作为一种癌前病变，胰腺导管内乳头状黏液性肿瘤尤其是与主胰管相通的主胰管型，癌变率很高，手术指征强。然而由于胰岛组织主要存在于胰腺体尾部，切除胰体尾必然面临着术后糖尿病或血糖较难调整控制的"脆性"糖尿病的发生风险，也是患者最大的顾虑之一。

切除的胰腺组织，在进行无害化处理后丢弃之前，从中提取出胰岛组织后重新回输给患者，最大程度地挽留夹杂在切除组织中的"好的"胰腺组织，可有效避免或减轻术后糖尿病的发生风险或程度，进一步提高患者生活质量。

（殷 浩 倪之嘉 赵良超 牟小宇 董骏峰 张 磊 王 伟）

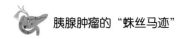
病例 99　良性疾病手术：胰腺功能尽量保留

　　男性，64岁。"体检发现胰腺尾占位伴焦虑2月余"入院。余无不适主诉及其他伴随症状。既往史、个人史及家族史无特殊。血检验及肿瘤标志物正常范围。

磁共振增强扫描及肝动脉＋门静脉计算机体层血管成像均提示胰尾部病变，上腹部磁共振增强扫描示胰尾部见一长径约5.2厘米类圆形异常信号影。临床诊断考虑胰腺良性肿瘤可能性大。

治疗：智能臂辅助腹腔镜胰体尾切除联合胰岛细胞自体移植术。术后组织病理诊断："胰体尾部"浆液性囊腺瘤，附近胰腺内个别小导管上皮轻度不典型增生。

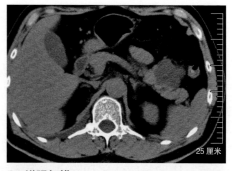

CT 增强扫描

点评

　　"胰腺占位"，病种很多，简单而言，分为良性肿瘤、癌前病变及恶性肿瘤，并非简单的胰腺癌。但作为一种胰腺良性肿瘤，浆液性囊腺瘤并非完全无癌变风险，只是癌变率很低（0.3%～0.6%）（本例患者的"小导管上皮轻度不典型增生"就让人有点庆幸了：多亏选择了手术）。

　　浆液性囊腺瘤的手术指征较为严格，一般选择定期随访复查。不过，当囊肿较大引起了症状继而影响患者生活质量，或者存有较严重的焦虑或较大精神压力时，应考虑积极手术了。同时，为了帮助患者解除对手术后又引发糖尿病顾虑，可在切除病灶的同时，从切除胰腺组织中提取出胰岛组织再次利用，可有效避免或减轻术后糖尿病的发生风险或程度，进一步提高患者生活质量。

（殷　浩　倪之嘉　赵良超　牟小宇　董骏峰　张　磊　王　伟）

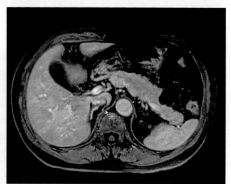

磁共振增强扫描

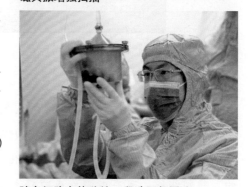

胰岛细胞自体移植：殷浩医师团队

病例 100 慢性胰腺炎的胰岛自体细胞移植，需尽快

患者，女性，49岁。因"上腹隐痛不适2年"入院。

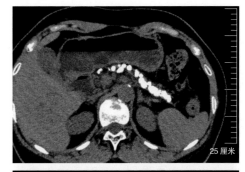

- 既往史：I型糖尿病病史17年，期间患过糖尿病酮症酸中毒，平素使用胰岛素治疗，血糖控制在 6～7 mmol/L。
- 磁共振增强扫描及肝动脉+门静脉计算机体层血管成像均提示胰腺萎缩、胰腺导管扩张，考虑胰腺萎缩、胰腺导管多发结石。血检验及肿瘤标志物正常范围。

治疗：全胰腺切除术（术前拟行全胰腺切除术联合胰岛细胞自体移植，然术后胰岛细胞分离未达标，胰岛细胞自体移植无法进行）。术后病理：慢性胰腺炎。

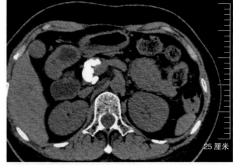

点评

　　该患者胰管充满结石，萎缩的胰腺实质几乎全部发生钙化，内镜介入或传统手术引流术显然已经非常困难，胰腺全部切除为治疗腹痛的首选方案。令人遗憾的是，患者来诊太迟了：胰腺实质内的胰岛组织几乎被破坏殆尽，期望最大程度地挽留胰腺组织中有用成分的希望，也失去了，令人心疼。

　　另外，如同胰腺肿瘤一样，慢性胰腺炎首发完全可以没有腹痛、腹胀、腹泻等任何不适，或仅表现为糖尿病；这是胰腺疾病的惯用伎俩：声东击西。

（殷　浩　倪之嘉　赵良超　牟小宇　董骏峰　张　磊　王　伟）

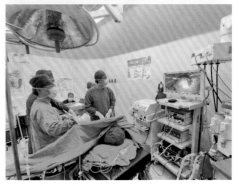

主刀医师：殷浩医师团队

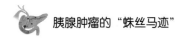

病例101 微创联合胰岛细胞自体移植，精准治疗的利刃

患者，女性，68岁。体检发现胰腺体部占位3年余，无腹痛、腹胀、腰背部隐痛、腹泻等不适，饮食及睡眠好，无糖尿病病史。5个月前外院体检发现占位增大，入院后予以胰腺CT增强扫描及磁共振成像等，见胰腺肿瘤大小为35毫米×4毫米×57毫米，考虑浆液性囊腺瘤可能，胰腺导管内乳头状黏液性肿瘤待排除。

患者手术意愿强烈，又对手术失去胰腺功能、带来获得性糖尿病有所顾虑，最终决定行达·芬奇机器人辅助胰体尾切除（Kimura保脾）+胰岛自体移植。胰岛移植后定期复查血糖、C肽、胰岛素，皆在正常水平。

术后病理提示胰腺浆液性囊腺瘤，内含部分胰腺导管内乳头状黏液肿瘤成分，低级别上皮内瘤变。

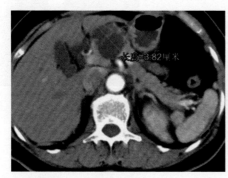 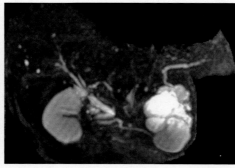 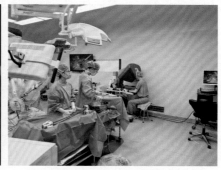

达·芬奇机器人手术：金佳斌医师主刀

点评

　　该病灶大、患者心理负担重，即使是良性疾病，手术指征也存在。术后病理示病灶内部含胰腺导管内乳头状黏液性肿瘤（三大癌前病变之一）成分，进一步提示了手术的必要性。也从另外一个方面提示，即使是公认为良性疾病的黏液性囊腺瘤，也是有一定癌变风险的，只是风险很低（0.3%～0.6%）。

　　关于手术方式，达·芬奇机器人手术在保证根治性的前提下最大限度地减少了创伤，使患者最快完成恢复，同时顺利完成胰岛自体移植手术。随访8个月（至发稿时）未发现血糖异常或糖尿病迹象，胰岛细胞自体移植的安全性和疗效令人满意。

（金佳斌　殷　浩　应夏洋　王　伟）

关键点 76 超声内镜引导下的消融术也是一个选择

- 有些具有潜在恶变风险的胰腺肿瘤，检出时病灶较小、暂时无手术指征或手术指征较弱或者患者拒绝手术，如浆液性囊腺瘤等良性疾病（"良性"是相对而言，只是癌变风险非常低）、黏液性囊腺瘤或胰腺导管内乳头状黏液性肿瘤等囊性癌前病变、胰腺神经内分泌肿瘤等恶性肿瘤性病灶，上述情况常规多采用随访复查的方法，待出现恶性变化或趋势时再选择手术治疗，目的是避免过度手术干预；但缺陷同样明显，包括有可能在病情变化前出现漏诊或迟诊而失去最佳治疗时机，部分患者由于胰腺疾病或反复复查带来的心理压力等也不容忽视。

- 超声内镜引导下无水乙醇消融术（亦可用聚桂醇等）为上述胰腺疾病的治疗提供了又一选择。以无水乙醇为例，其基本原理为：将无水乙醇注射入囊肿或肿瘤组织后，前者（注射入囊肿）使得囊壁上皮细胞脱水、蛋白凝固变性、细胞破坏、组织收缩，使囊壁粘连、囊腔闭合、囊肿消失，同时因囊壁凝固硬化，酒精只能逐渐向外透热，对周围组织无明显不良影响；后者（注射入肿瘤组织）可引起肿瘤细胞及其血管内皮细胞迅速脱水、坏死，最终致使局部病灶的细胞死亡，组织失活，达到治疗目的。

- 需要强调的是，无论是手术还是消融术治疗，处理的只是病灶本身，而病灶形成的环境并未消除，故均有复发或再发风险，术后的密切随访复查非常重要。

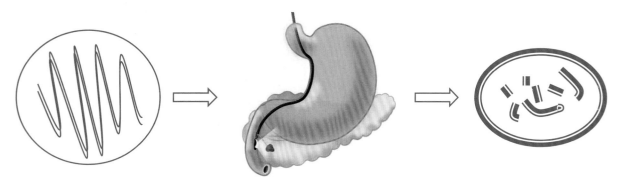

（王 伟 易 楠）

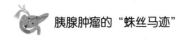

病例 102 超声内镜引导下无水乙醇消融术治疗胰腺小病灶

男性，48岁。吸烟、饮酒史30年，其中每天吸烟3包、持续8年，每天吸烟1包、持续20余年，每周饮酒1次，每次白酒半斤至八两。

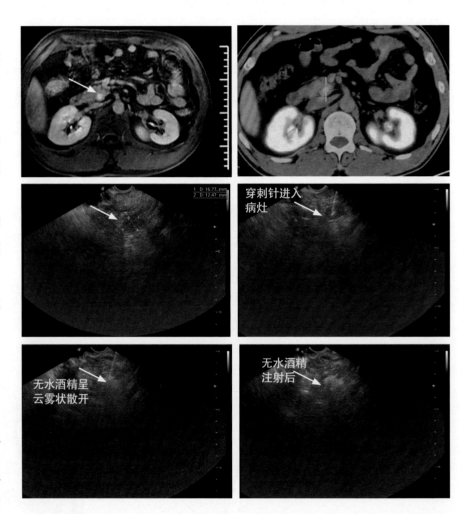

- 10天前外院上腹部磁共振增强扫描示胰腺头部占位，考虑胰腺神经内分泌肿瘤。无头晕、乏力等不适。无糖尿病、冠心病，肿瘤标志物正常。

- 入院后再次行PET/CT，见胰腺头部软组织密度结节影，葡萄糖代谢增高，大小约1.2厘米×1.0厘米。未见肝、胆、胰周、腹腔等远处转移病灶，诊断为胰腺神经内分泌肿瘤。

- 多学科讨论后，考虑患者目前手术指征较弱，建议随访复查或行超声内镜引导的微创治疗。

- 超声内镜检出病灶后，首先行细针穿刺细胞学检查进一步确定，遂行超声内镜引导的无水酒精注射消融术，治疗顺利。

点评

超声内镜引导的无水酒精消融术这一微创治疗措施，为个体化、精准化治疗胰腺疾病提供了新的诊疗选择。同时，由于处理的只是病灶本身，故密切的随访复查非常重要。

小　结

如果肿瘤界有"最佳伪装奖"，那一定非胰腺肿瘤莫属……

- 高风险人群及中低风险人群，务必有足够的警惕。

- 筛查措施：最好是胰腺磁共振或胰腺 CT 增强扫描联合线阵超声内镜，但现实中受居民接受程度（不理解）及当地医疗水平（检查水平及影像的识别、解读）影响颇大。理想情况下应该在居民、舆情充分理解的环境下由经验丰富的多学科专业人士帮助完成（详见下页流程图）。

- 需要说明的是，胰腺肿瘤首发表现千变万化，一旦漏诊，后果多很严重，故临床实践中，需对其保留一定的警惕，对风险人群，万勿侥幸，切勿麻痹大意；同时，相较于"慢性胃炎""肠炎""糖尿病""腰肌劳损"等常见病、多发病，胰腺肿瘤毕竟是一种少见和低发病率疾病，进行相关检查的初衷是担心和排除胰腺肿瘤，仔细复查是为了确定没有胰腺肿瘤，故风声鹤唳、草木皆兵、胡思乱想也不足取。

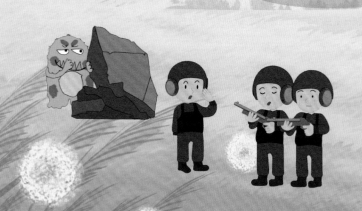

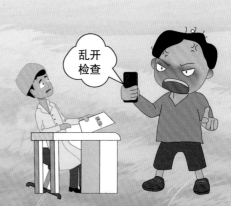

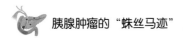

关键点 77 胰腺肿瘤的早筛早诊早治

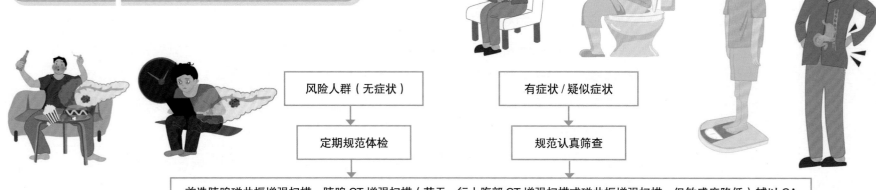

风险人群（无症状）

有症状/疑似症状

定期规范体检

规范认真筛查

首选胰腺磁共振增强扫描、胰腺 CT 增强扫描（若无，行上腹部 CT 增强扫描或磁共振增强扫描，但敏感度降低）辅以 CA 19-9 等肿瘤标志物，注意 CEA、CA125 等少见情况（根据临床实际定）

发现异常：胰管扭曲、扩张、狭窄，胰腺实质密度异常或肿块、胰腺囊肿等肿瘤标志物很高

疑似异常：胰管或胰腺实质，读片起来，感觉与正常的不太一样，肿瘤标志物在"稍高（比正常参考值升高 1～5 倍左右）"的基线上徘徊

未见异常：但有无法完整解释或不明原因的临床异常表现：腹痛（"胃痛"）、腹泻、消化不良、腰背部隐痛或不适等

多学科讨论

超声内镜：首选线阵超声内镜，时间为 30 分钟以上（胰、肝、胆、淋巴结），辅以（根据临床实际定）PET/CT、PET/MR（高/异常代谢灶、远处转移灶等）

➢ 有手术指征

➢ 无手术指征

➢ 无手术指征

➢ 拒绝手术治疗

➢ 无手术指征

➢ 拒绝手术治疗

● 高危征象：1 个月内复查
● 中低危征象：2～3 个月内复查
（有进展改变者，再次讨论或建议手术；连续 1～3 次无改变后逐渐延长复查时间）

手术治疗

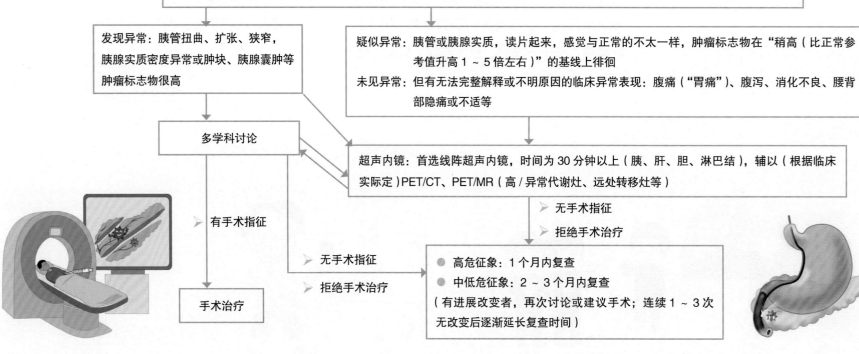

病例 103　打破常规认知，让胰腺癌不再"偷着乐"

患者，男性，62 岁，无烟酒嗜好。

- 1 个月前于某三甲医院体检，胃肠镜发现结肠息肉，并行肠镜下结肠息肉治疗；同时常规检查，确诊为 2 型糖尿病，CT 平扫及磁共振胆胰管成像均提示胰腺体位尾部肿胀伴周围渗出，考虑胰腺炎。出院随访复查。

- 本次来本院复查。胰腺 CT 增强扫描及磁共振成像示胰管扩张，体尾部渗出强化，未见肿块，CA19-9 等肿瘤标志物均在正常范围，经反复沟通劝说后，勉强同意住院。

- 入院后超声胃镜检查：胰腺体部一低回声团块，大小约 1.8 厘米 ×3.0 厘米，伴胰管扩张约 3.2 毫米，弹性成像示质地较硬，超声造影提示病变动脉期显著强化，予以超声内镜引导下细针穿刺细胞学及组织学检查，病理示"高级别上皮内瘤变"。遂行腹腔镜下胰腺体尾部切除术。术后病理：高中分化导管腺癌，切缘阴性，无淋巴结转移。

- 插曲：两次不同三甲医院的 CT、磁共振成像和磁共振胆胰管成像检查均未提示胰腺肿瘤，自觉无特殊不适，且 CA19-9 等肿瘤标志物均在正常范围，患者及家属均认为胰腺无肿瘤、无继续检查的必要，以致于患者本人非常抵触超声内镜检查，家属面对医师的沟通交流也是疑惑及

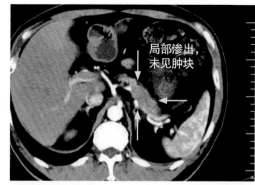

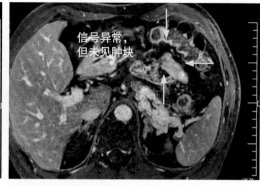

胰腺 CT 增强扫描　　　　　　　胰腺磁共振增强扫描

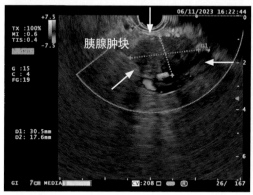

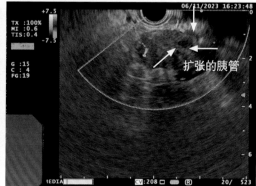

超声内镜　　　　　　　　　　　超声内镜

"略有不满",认为医师"小题大做"甚至怀疑医师是否有"其他目的"。主诊医师与患者多次"苦口婆心",与其家属反复宣教及讲解,最终勉强同意了进行超声内镜检查。

点评

"能吃能喝＝没病"是绝大多数居民或公众的固有思维,加以CT和磁共振成像没有看到肿瘤,更是强化了这一观念,对进一步的超声内镜检查非常抵触甚至是"不满"。幸运的是,最终被医者的诚心及专业打动,还是选择了信任(虽然有些勉强)。

需要强调的是,胰腺肿瘤毕竟发病率较低,从事早筛早诊的医师有时非常孤独,以至于从事胰腺肿瘤早筛早诊的医师远远不能满足庞大的临床需求。

以该老人而言:①常年的专业学习及训练又使医师不得不对胰腺肿瘤保持高度警惕;②医师又时常需要经受心理及感情的痛苦抉择:他特别担心患者有肿瘤,特别怕有肿瘤在自己眼皮底下"擦肩而过""偷着乐",或者说,特别希望患者没有肿瘤、即使是肿块也特别希望只是炎性肿块;③而一旦希望成真,即患者确实无有肿瘤,如超声内镜仍然未见肿块、超声内镜细针穿刺阴性或者超声内镜检查或穿刺后出现了并发症,尤其是术后病理还是阴性,医师本身又面临着非常大的"被指责""被帽子"等风险或"其他意外"。

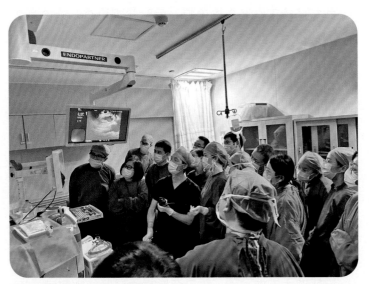

超声内镜检查及带教:陈洪潭

(李 波 王 伟 陈洪潭)

　　胰腺功能强大、结构精密而又脆弱，持续的伤害甚至有时一点小伤即足以引起较大损害。健康良好的生活饮食方式，是让胰腺舒服的首要。

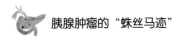

关键点 78 | 保护胰腺，从不让胰腺受伤开始

让胰腺受伤的因素很多，常见因素如下：

- 吸烟、饮酒：为首要的、最大的伤害因素。吸烟伤肺，饮酒伤肝，多数居民已经熟知。但吸烟、饮酒对整个机体的伤害，尤其是对胰腺的伤害，许多居民缺乏足够的了解。

- 熬夜、宵夜：对胰腺的伤害很大。

- 高脂饮食、暴饮暴食、快速进食：都对胰腺不利。尤其是进食自助餐时，许多居民为了"回本"，进食超量。建议饮食结构荤素搭配，每餐进食七成饱以内即可，进食细嚼慢咽，每餐时间 20 分钟以上。

- 反复发作的胆道感染或反复的胰腺炎发作，对胰腺伤害很深。

- 劳累、睡眠不足或睡眠障碍……

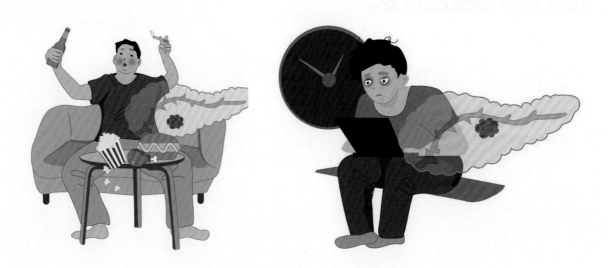

关键点 79 | 适当茶饮，保护胰腺

- 胰腺是人体重要的消化器官，属于中医脾脏的范畴。脾主运化，故若脾的功能良好，则人体消化和代谢正常，气血生成充足，身体代谢产物能够得以及时清除，可达到保护胰腺的效果。

- 茶有清热解毒、行气化痰、消胀除满等功效。科学饮茶，可以增强脾的运化功能，对于保护胰腺、提升胰腺功能、降低胰腺肿瘤的发病率都有很好的作用。

- 同时，研究发现，茶叶中的多酚类化合物具有抑制癌细胞增殖、抗基因突变的效果。一项 2014 年发表在 *European Journal of Cancer Prevention* 上的荟萃分析表明，在中国 60 岁以上的人群中，饮茶可降低罹患胰腺癌的风险。

- 无论何种体质，在饮茶量上都要控制，每人每天饮茶量以不要超过 15 克为宜。独自饮茶时，以冲泡 3 ~ 4 克的茶量为宜，这样冲泡出来的茶汤浓度适中。如果采用烹煮的方式饮茶，每次煮茶时间不宜超过 1 分钟。饮茶时间以饭后 1 小时为宜，最佳饮茶时间为下午的 3-5 点，即所谓申时饮茶。

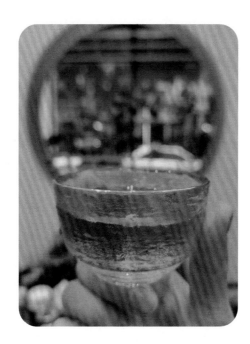

（黄争荣 梅之凌）

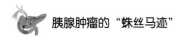

关键点 80 | 科学选茶、用茶

日常饮用茶叶包括绿茶、乌龙茶、白茶、黑茶等茶类，不同茶品适宜的人群不尽相同，其中：

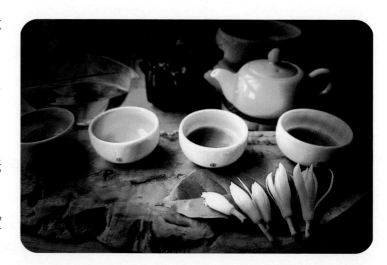

- 绿茶属于不发酵茶，性寒味甘苦，适合内热体质、胃热者饮用，而体寒者、胃溃疡者慎饮。

- 乌龙茶属于半发酵茶，性辛凉味甘润，适合大多数人饮用。

- 白茶属于微发酵茶，性凉味甘甜，具有健胃祛湿、除热解毒作用，适合中老年人饮用。

- 黑茶属于全发酵茶，性寒味苦，能够温脾暖胃、生津止渴、消食化痰，适宜虚寒体质者。

同时，脾胃功能的差异也是参考因素。

- 若易口渴、喜喝凉水、大便偏干，属胃热体质，可适量饮用绿茶、白茶、清火岩茶、茉莉花茶、生普、清香型铁观音等茶类，它们对人体有清热解毒、利湿运脾的功效。

- 若易腹胀、大便稀溏，属脾胃虚寒体质，建议饮用陈年武夷岩茶、陈年普洱、传统烟熏的正山小种红茶，以及其他饮用后不碍脾胃的茶叶。

（黄争荣　梅之凌）

216

关键点 81 | 胰腺喜欢的食物

● 富含维生素 A 的食物：萝卜、卷心菜、黄瓜、西兰花、菠菜、番茄等绿色蔬菜。

● 富含维生素 C 的新鲜水果：香蕉、苹果、西瓜、柚子、草莓、葡萄、柑橘等。

● 促进胆汁分泌、松弛胆囊、利胆的食物：山楂、乌梅等。

● 增强免疫、抗胰腺癌作用的食物：甲鱼、山药、香菇、大枣等。

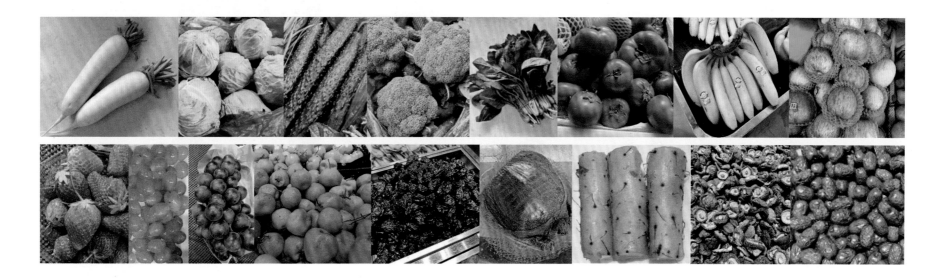

（崔国良　孙志广　王　伟）

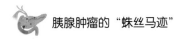
关键点 82 │ 胰腺喜欢的穴位

➤ 穴位保健：足三里、神阙、内关、背俞、太冲（足背，第1和第2跖骨间的跖骨结合部前方凹陷中）等穴，可温灸15分钟/次。

➤ 中医推拿、中医针灸、中医拔罐等可促进气血运行及经络通畅，有利于胰腺功能的恢复。

➤ 适当运动：如八段锦、太极拳、气功等，有助于促进血液循环和代谢。

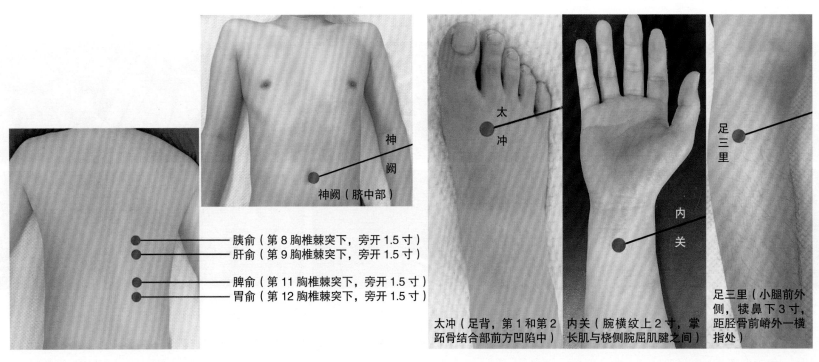

神阙

神阙（脐中部）

太冲

内关

足三里

胰俞（第8胸椎棘突下，旁开1.5寸）
肝俞（第9胸椎棘突下，旁开1.5寸）

脾俞（第11胸椎棘突下，旁开1.5寸）
胃俞（第12胸椎棘突下，旁开1.5寸）

太冲（足背，第1和第2
跖骨结合部前方凹陷中）

内关（腕横纹上2寸，掌
长肌与桡侧腕屈肌腱之间）

足三里（小腿前外
侧，犊鼻下3寸，
距胫骨前嵴外一横
指处）

（崔国良　孙志广　王　伟）

关键点 83 | 胰腺手术后饮食调理

- 补气血、健脾胃：赤小豆、山药、枸杞、薏苡仁、番茄等。

- 滋阴生津：甘蔗汁、百合、麦冬、猕猴桃、荸荠、冬瓜、绿豆等。

- 抗癌止痛：核桃、麦芽、苦瓜、河蚌、猪肚、魔芋等。

- 促进食欲：山楂、柠檬、甘蔗汁、玉米糊、大枣、莲子、南瓜等。

- 积液、水肿：茼蒿、薏苡仁、赤小豆、冬瓜等。

- 呕血或黑便后遵医嘱可进食时：藕、马兰头、大枣、胡萝卜、槐花、马齿苋等。

- 腰痛、头晕、四肢酸软等肾虚症状：枸杞子、黄精、黑芝麻、黑木耳等。

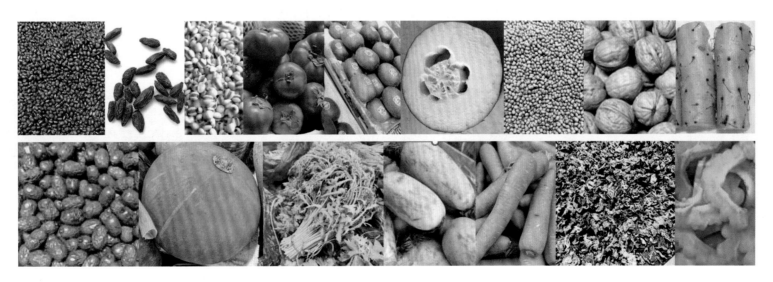

（崔国良　孙志广　王　伟）

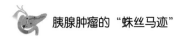

关键点 84 | 胰腺手术后中医调理

可以根据个人体质和病情，选择一些具有滋阴清热、健脾养胃、调理气血的中药进行调理。

- 苦瓜：具有清热解毒、降脂降糖的功效，可以促进胰岛素分泌，有助于控制血糖水平，保护胰腺功能。
- 山药：有补脾养胃、滋阴润燥的作用，可促进消化、增强胃肠道功能，有助于保护胰腺。
- 山楂：有助于消化食物、促进脂肪代谢，具有降脂、降压、抗氧化的功效，有利于保护心脏和胰腺健康。
- 薏苡仁：具有利水消肿、健脾利湿的功效，可以帮助清除体内多余的水分和毒素，有助于减轻胰腺负担。
- 葛根：具有解肌退热、升阳止泻的效果，也能够帮助改善胰腺功能，清除体内毒素。
- 黄芪：具有益气补肾的效果，能够促进胰腺功能恢复。
- 药膳粥：如佛手柑粥、豆蔻粥、干姜粥、吴茱萸粥等具有理气止痛、健脾和胃等作用，可减轻患者的不适。
- 药膳汤：如黄花菜木耳瘦肉汤（黄花菜 50 克、木耳 50 克、猪瘦肉 200 克）和冬瓜水鸭汤（冬瓜 500 克、薏苡仁 50 克、水鸭 300 克）。

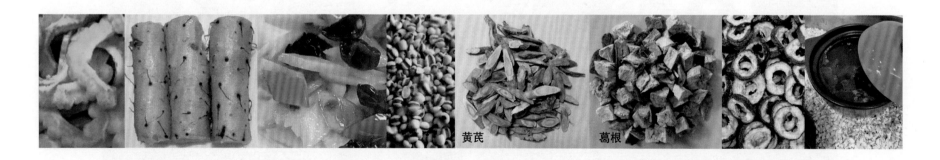

黄芪　　葛根

（崔国良　孙志广　王　伟）

关键点 85 | 未来：齐心协力、攻克难关

- 护胰养胰，减少伤害
- 早诊早治，生命至上
- 早筛策略：认真严谨
- 居民舆情：沟通理解
- 认真体检：及时专业
- 临床实践：火眼金睛
- 诊疗措施：科学规范

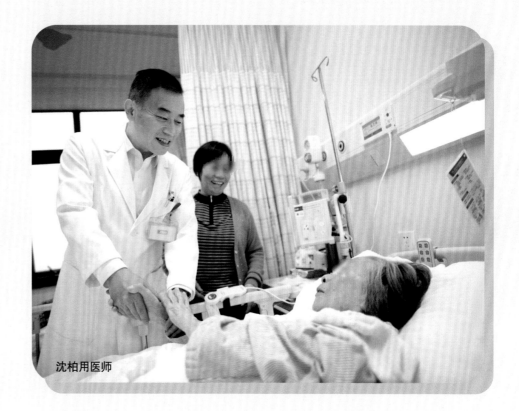

沈柏用医师